chatten & surfen
mit Sicherheit ins Netz

markus_balzer

chatten & surfen
mit Sicherheit ins Netz

der ultimative CHAT-Ratgeber,
samt riesiger Smiley-Sammlung
und alles, was du wissen musst,
um sicher im World Wide Web
unterwegs zu sein!

Bibliografische Information der Deutschen Nationalbibliothek:
Die Deutsche Nationalbibliothek verzeichnet diese Publikation in der Deutschen
Nationalbibliografie; detaillierte Daten sind im Internet über
<http://dnb.d-nb.de>
abrufbar.

Die Originalausgabe erschien 1998
bei eBookmania Publishing Ltd., N.Z.
Titel der Originalausgabe:
CHAT – my life at the keyboard

Für Deutschland modifiziert von
Markus Balzer

Inhalt

Chat ist mein Leben – eine Einführung

Diesen Satz »Chat ist mein Leben« hast du bestimmt schon von so einigen Leuten gehört, die das Internet und vor allem die zahlreichen CHAT-Räume regelmäßig nutzen. Doch was steckt eigentlich hinter diesen CHAT-Süchtigen, die mehr Zeit vor ihren Bildschirmen und Tastaturen verbringen, als sich lieber mit Freunden oder Bekannten zu treffen: Es sind Leute wie du und ich – aus allen Schichten der Bevölkerung –, die den CHAT je nach Vorlieben aufsuchen, um sich zum einen mit anderen Usern auszutauschen, zum anderen auf der Suche sind nach Neuem.

Ein Phänomen, das dabei immer wieder zu beobachten ist, ist die Tatsache, dass Menschen, die im privaten Leben eher introvertiert sind, im CHAT ganz neue Seiten an sich entdecken. Plötzlich geraten diese in einen gewissen Bann, einer losgelösten Faszination, die sie nicht mehr loszulassen scheint. In einem CHAT kann man all das sein, was man in der Realität nicht sein kann – oder auch sein will.

Gerade durch die Anonymität eines CHAT-Namens (Nickname) oder auch eines CHAT-Profils kann der Teilnehmer (User) in eine Welt eintauchen, welche ihm in der »normalen Welt« unerreichbar scheint. Kontakte mit leibhaftigen Personen aufzunehmen gerät da schnell ins Hinterfeld; und viele User können es kaum erwarten, ihre oft gesamte freie Zeit in einem solchen CHAT-Raum zu verbringen. Das hat auf den ersten Blick auch gar nichts Schlechtes und kann zudem mehr als nur unterhaltsam sein. Dieser kurzweilige Ausflug in die ganz eigene CHAT-Welt hat jedoch seit Anbeginn der ersten Chats seine ganz eigenen und klaren Regeln, die aber allzu oft missachtet oder erst gar nicht gewusst werden.

Daher möchte ich neben der CHAT-Geschichte »Madame Butterfly« auch einmal alle nötigen Regeln und Manieren aufzeigen, die ein jeder User von CHAT-Räumen nicht nur kennen, sondern auch umsetzen sollte. Denn ein angenehmes Miteinander setze ich (und jeder andere auch) für einen guten CHAT voraus. Man sollte daher auch jene CHAT-Räume meiden, in denen man sich nicht auf Anhieb wohlfühlt. Es gibt wirklich unzählige dieser CHAT-Räume – und täglich kommen hunderte mehr hinzu –, sodass sich für jeden der richtige finden lässt – bei dem der User dann eventuell ein Profil erstellt, um den anderen im CHAT ein wenig mehr von sich mitzuteilen oder preiszugeben, um sich nicht völlig in der Anonymität eines Chats zu verstecken – oder gar zu verlieren.

»chatten & surfen« möchte jedoch keinen Finger erheben oder gar eine Zensur tätigen, denn das Chatten sollte in erster Linie jedem Spaß machen und Freu(n)de bringen – ganz egal in welchem CHAT-Raum, unter welchem CHAT-Namen und mit welcher Vorliebe auch immer – willkommen im CHAT!

Ich selbst würde mich als einen leidenschaftlichen Chatter bezeichnen, der auch schon mal mehrere Stunden in einen guten CHAT investiert. Dank DSL und einer Flatrate ist das Chatten auch nicht mehr mit allzu viel Geld verbunden.

Durch meine vielen Auslandsaufenthalte konnte ich auch zahlreiche CHAT-Räume kennen lernen, die sich von deutschen Räumen stark unterscheiden, zumal die englische Sprache geradezu perfekt ist, um sie in einem Chat einzusetzen (siehe dazu auch das Kapitel der englischsprachigen Abkürzungen). In meinem Buch werde ich eine »ach so typische« CHAT-Geschichte von Madame Butterfly wiedergeben, die in etwa so auf eine nette reifere Frau aus Neuseeland zutrifft; obwohl diese Geschichte auch überall auf der Welt mit vergleichbarem Inhalt hätte geschehen können …

Durch meine vielen Chats in den unterschiedlichsten Ländern dieser Erde konnte ich bereits viele tolle neue Leute kennen lernen; denn bei mir ist das Chatten nicht nur eine anonyme Angelegenheit, sondern ein erster Schritt zur gewollten Kontaktaufnahme. Ob nun gar ein Flirt, eine benötigte geschäftliche Verbindung oder auch nur eine Freundschaft daraus resultiert – der CHAT erfüllt mir diese Möglichkeiten an (m)einer Tastatur … und einmal einen CHAT kennen gelernt, kann man diesen in jedem beliebigen Land der Erde aufrufen – dank der globalen Vernetzung durch das Internet!

Brieffreundschaften haben längst ausgedient, seitdem fast jeder Haushalt über mindestens einen Computer verfügt. Eine E-Mail und natürlich auch der CHAT haben neue Wege der Kommunikation erst möglich gemacht. In jungen Jahren noch ein begeisterter Briefeschreiber, hat der CHAT nun diese Form der Bindung abgelöst. Ruckzuck lassen sich nun neue Informationen über das Befinden in Erfahrung bringen, und mit einer E-Mail oder dem Video-CHAT sind Bilder im Nu ausgetauscht. Es gibt jedoch auch solche im CHAT, die das »normale« Leben völlig aus den Augen verlieren. Sie tummeln sich auf unzähligen CHAT-Plattformen herum, machen dort neue Kontakte und vergessen dabei nur allzu schnell, dass es auch noch andere Möglichkeiten gibt, Kontakte zu knüpfen. Auf der Suche nach dem richtigen oder einzig Wahren lernen sie einen »CHAT-Alltag« kennen, in dem mehr gelogen wird, als dass sich deren User ernsthaft auf Partnersuche begeben …

Nun wünsche ich allen Lesern eine unterhaltsame Zeit mit meinem Buch »chatten & surfen« und möchte euch natürlich auch eine angenehme Zeit im CHAT wünschen: »Bleibt sauber – und man(n) sieht sich!«

Markus Balzer

I

CHAT-Basics – I. Semester

Willkommen in der Welt des Chats, die ihre ganz eigenen Regeln, Manieren (CHATikette) und Sprache hat. Dieses Buch beinhaltet sowohl die grundlegenden Regeln als auch ausführlichere Kapitel von der Übersetzung der CHAT-Sprache (moof, scrolling), den überaus sinnvollen Abkürzungen und deren Eigenheiten und Einsatzmöglichkeiten (LOL, BRB usw.), den Emoticons – besser bekannt unter dem Wort SMILEYS –, sowie den Basics, die es dem Anfänger erlauben, sich in dieser neuen Welt zurechtzufinden, um ein willkommener Gast in jedem CHAT-Raum der Welt zu sein. Kurzum: um dich für das Chatten fit zu machen! Denn das wohl Wichtigste ist doch, dass du den ganzen Spaß am Chatten erleben kannst. »chatten & surfen« stützt sich dabei insbesondere auf die englischsprachigen Gepflogenheiten, um in einer immer mehr zusammenwachsenden Welt mithalten zu können.

Lerne, was du NICHT in einem CHAT tun solltest, und was auf jeden Fall zu beachten ist. Ich halte darüber hinaus auch noch ein Kapitel über die beiden beliebtesten Chats, dem ICQ und dem MSN, bereit – inklusive der dort typischen Grafiken (Emoticons), die dort im Chat Anwendung finden. Auch gebe ich Ratschläge in Bezug auf die richtige Wahl des eigenen USER-Namens, auch NICK oder NICKNAME genannt; und was dabei zu beachten ist. Du glaubst, du bist so weit? Dann lese unbedingt auch noch das 2. Semester mit den Schwerpunkten Cyber-Sex, SPAM und andere Katastrophen sowie dem Textformatieren und vielem mehr.

Die CHAT-Basics sind von allen Usern gleichermaßen zu beachten und werden auch von jedem Chatter erwartet – auch wenn sich leider nicht alle an diese einfachen Spielregeln halten. Das sollte dir immer bewusst sein! Wie du jedoch mit denen fertig wirst, die sich nicht einmal an die simplen Regeln halten können, erfährst du erst recht in diesem Buch.

Persönliche Sicherheit und Privatsphäre

Unwichtig deines Alters oder Geschlechts solltest du unbedingt alle extrem persönlichen Informationen aus all deinen »Mitglieder-Profilen« nehmen bzw. erst gar nicht reinstellen.

Es spricht aber nichts dagegen, wenn du deinen Vornamen (der Infos zu deinem Geschlecht preisgibt), die am nächsten gelegene größere Stadt und dein Alter für alle User freigibst.

Gebe niemals deinen Nachnamen, deine Straße samt Hausnummer, deinen Wohnort sowie deine Telefonnummer, deine Schule oder deinen Arbeitgeber heraus. Dies gilt insbesondere für offene CHAT-Räume, die jeder beliebige User einsehen kann. Wenn du dich dabei wohlfühlst, kannst du solche personenbezogenen Daten mitteilen, indem du der betreffenden Person eine E-Mail schickst oder sie während eines PRIVATEN CHATS übermittelst. Mache auch alle anderen Chatter in deinem Haushalt darauf aufmerksam, dass sie diese einfache Grundregel befolgen. Somit hältst du dir unliebsame Gäste vom Leib.

Sei CLEVER und vor allem VORSICHTIG, wenn du dich im World Wide Web aufhältst: Gebe niemals irgendwelche Passwörter, Kreditkarten, Daten oder Ausweisnummern heraus, während du online bist – und ERST RECHT NICHT DANN, wenn ein CHAT- oder Internetprovider/Host oder sonst ein »Mitarbeiter« dich danach fragt. Gerade hier lauern die meisten Gefahren! Ein Host fragt dich nämlich niemals nach vertraulichen Informationen.

Viele CHAT-Räume verlangen von dir, dass du ihnen eine E-Mail-Adresse gibst – oder du willst mit jemandem E-Mails schreiben, den du in einem CHAT-Raum kennen gelernt hast. Daher empfehle ich strikt, dass du dir vor dem ersten Chatten eine webbasierende E-Mail anlegst, z. B. bei www.WEB.de, www.GMX.de oder einem anderen, kostenlosen Anbieter – und das noch bevor du dich in irgendwelche CHAT-Räume oder Foren einloggst oder gar anfängst, E-Mails mit Fremden auszutauschen. Wenn du noch keine solche E-Mail dein Eigen nennst, dann besorge dir bitte rasch eine – für deine eigene Sicherheit! Es gibt zahlreiche Gründe für eine webbasierende E-Mail-Adresse:

- Dein jetziger E-Mail-Accounter könnte z.B. auch deinen Nachnamen enthalten oder auch andere persönliche Infos.
- Alle namhaften Anbieter von kostenlosen E-Mail-Accounts verfügen zudem über einen eigenen VIREN-SCANNER.
- Wenn dein Internet Service Provider (ISP) ein lokaler oder regionaler Anbieter ist, gibst du vielleicht mehr Infos heraus, als dir lieb ist.
- Wenn du mal deinen ISP wechseln solltest oder auch musst, bleibt dir deine web-basierende E-Mail stets erhalten. Das Konzept dabei ist, dass du immer die gleiche

E-Mail-Addy haben wirst, egal wo du wohnst, arbeitest oder wie du mit dem Internet verbunden bist.

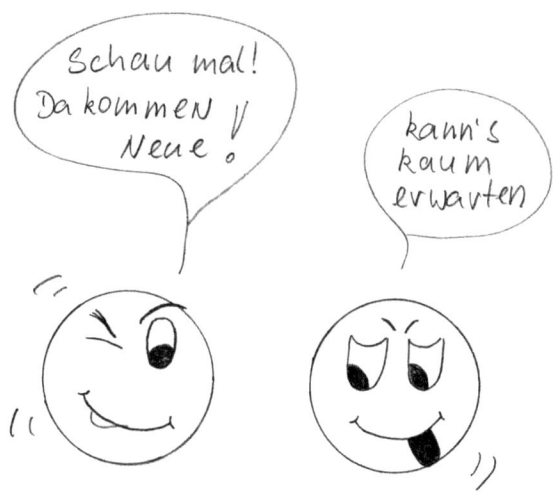

Was ist ein CHAT-Raum?

Was versteht man eigentlich unter einem CHAT-Raum? Ein CHAT-Raum ist »live«, also lebendige Interaktion (vornehmlich in Text/Sprache) zwischen Mitgliedern (Usern), die den gleichen CHAT-Raum benutzen. In einem CHAT-Raum sagst du z.B. »Hi!« zu einem anderen User, und dieser kann dann unverzüglich darauf antworten – und dich zurückgrüßen. Das versteht man unter lebendiger Interaktion: »LIVE CHAT!«

Im Gegensatz zu den CHAT-Räumen gibt es aber auch Foren, oder auch Newsgroups (BBS genannt), in denen NICHT live gesprochen wird. Dort stellt man seine Nachricht oder Meldung ein und erhält erst bedeutend später eine Antwort. In aller Regel ist ein sogenanntes TOPIC, das Thema, vorgegeben, worüber sich im Forum unterhalten wird. Die unterschiedlichsten Leute geben ihren Senf dazu ab. Dies ist nicht mit den LIVE-Unterhaltungen eines CHAT-Raums vergleichbar – und sorgten automatisch für Verzögerungen.

Wie ein CHAT-Raum aussieht oder gestaltet ist, hängt sehr davon ab, mit welcher Software der jeweilige CHAT erstellt wurde. Manchmal triffst du auf sehr einfache, reine Text-CHAT-Räume, das nächste Mal vielleicht sogar auf einen mit AVATARS. Falls möglich, nutze die Option eines reinen Text-CHAT-Raumes für die ersten Male in einem CHAT, sofern eine solche Funktion verfügbar ist (oder frage jemanden im CHAT, der das weiß).

Was ist der Unterschied zwischen einem webbasierenden CHAT und einem IRC CHAT? Webbasierende CHATs (wie MSN, YAHOO und die meisten »gesponserten« CHATs) bedienen sich oft einer Software, für die du keine Änderungen an deinem PC vornehmen musst. Die meisten CHATs sind in JAVA angelegt und vertragen sich mit allen neueren PC-Modellen. Webbasierende CHATs haben mehr limitierte Funktionen als ein IRC CHAT. IRC CHATs nutzen eine spezielle Software namens PIRCH und werden durch Internetkanäle angesteuert. Diese stelle ich hier aber nicht weiter vor. Vielleicht in der nächsten Auflage, wenn das Interesse dafür vorhanden sein sollte. Wer dennoch Informationen darüber erhalten möchte, sollte sich auf folgender Website umsehen:

www.IRChelp.org

Jetzt geht's aber auch schon los!

Was wird dich erwarten, wenn du einen CHAT-Raum betrittst?

In aller Regel musst du dir zuerst einmal einen Nicknamen zulegen, bevor du den CHAT überhaupt betreten kannst:

- Bei der Wahl deines Nicks kannst du natürlich deiner Fantasie freien Lauf lassen, aber bitte übertreibe nicht! Es ist wirklich nicht einfach, mit jemandem zu chatten, der sich ((_)) nennt.
- Du brauchst keine Angst davor zu haben, deinen Vornamen dafür zu verwenden, auch wenn du damit ganz deutlich dein Geschlecht wiedergibst. Darin lauern jedoch keine Gefahren!
- Meist nutzt du einen Nick für eine sehr lange Zeit. Also wähle einen, mit dem du auch leben kannst.
- Wie wäre es beispielsweise mit einem Nick, der deine Persönlichkeit oder Umstände beschreibt:

Mutter_von_Vieren
Technoid_13_KS
Peter_42_chch
ezgoin_Chatter_15
halfpipe_wiz_14

- Vermeide Nicks, die vollkommen OUT sind. Dazu gehören Namen wie HOT (oder HOTTIE), ANGEL, Körperteilmaße und Namen von populären Rappern/Persönlichkeiten.
- Du must zudem akzeptieren, dass dein Nick von anderen im CHAT auf wenige Buchstaben gekürzt wird. So wurde aus mir: COSMIC statt COSMICSPACE, und aus madame_butterfly kurzerhand einfach nur mad_butt oder auch fly! Wenn du dich z.B. »Geist_der_Nacht« nennst, endest du wahrscheinlich mit dem Kürzel »Geist«!
- Wenn dein Nick gegen den guten Geschmack verstößt, ist das oft Anlass genug, dich aus einem CHAT zu kicken. Einige Anbieter erkennen solche Nicks sofort und du fliegst umgehend raus – also besser nicht!

Wenn es deinen Nick bereits in diesem Chat gibt, werden dir einige Anbieter auch etwas wie »angel6234« anbieten. Aber du willst doch nicht wirklich mit solch einem Nick chatten, oder doch? Wenn du hingegen Unterstriche verwendest, kannst du dieses umgehen, und sie werden zudem akzeptiert.

Oft hast du die Möglichkeit, zwischen mehreren CHAT-Räumen zu wählen:
- Entweder wählst du einen CHAT-Raum, der ganz deutlich neue Chatter willkommen heißt, oder du entscheidest dich für einen CHAT, dessen TOPIC oder Altersgruppe interessant für dich erscheint.
- Manchmal endest du als Einziger in einem CHAT, den du ausgewählt hast. Verlasse ihn einfach und versuche einen anderen. CHAT-Räume können sich in deren Größe drastisch unterscheiden. Es gibt CHATs mit nur sehr wenigen Usern, aber es gibt ebenso welche mit weit mehr als 150 Usern. Kleine CHAT-Räume sind für Anfänger empfehlenswerter, da du dort leichter den Überblick behältst.

Und jetzt bist DU auch schon mittendrin – im CHAT!
In der Regel gibt es eine Liste (meist an der rechten Seite) von allen Usern, die sich in diesem CHAT eingeloggt haben. Diese Liste ist oft alphabetisch geordnet, aber nicht immer. Manchmal findest du dich am Anfang der Liste wieder. Sofern ein Host (Mitarbeiter oder gar der Anbieter des CHATs) anwesend ist, unterscheidet sich dessen Nick meist von allen anderen. Nicht selten haben diese ein besonderes Zeichen vor ihrem Nick oder auch ein bestimmtes Symbol.

Wie du in einem CHAT aufgenommen wirst (wenn überhaupt), liegt letztendlich nur daran, für welchen CHAT du dich entschieden hast. Sei nicht schüchtern und sage einfach mal ein »Hi« oder »Hi at all« – einfach tippen und per ENTER-Taste losschicken in diese neue Welt. Statt der ENTER-Taste gibt's auch manchmal einen Button dafür.

Bitte gerate nicht in PANIK, wenn du plötzlich »unangenehme oder zweideutige« Nachrichten erhältst – ob nun durch ein sogenanntes FLÜSTERN oder als »Private Nachricht«.

Einfach nicht darauf antworten oder näher eingehen. Wenn der CHAT ansonsten einen guten Eindruck auf dich macht, schau dich um, wie du solche Typen »ignorieren« kannst. Oft findet sich dafür auch ein entsprechender Button. Ignorieren blockiert alle weiteren Nachrichten von diesem User (ggf. Nick notieren, für spätere Chats).

Keine Panik auf der Titanic!

Wenn der »Spruch« nicht allzu übel war, dann ignorier einfach diese Person ohne weitere Aktionen/Maßnahmen.

Beobachte den CHAT, stimme dich darauf ein und folge einem Gespräch oder auch zwei. Meist wirst du sehr schnell die schon berüchtigte Frage erhalten:

»Wie alt, woher, Junge oder Mädchen?«

Du kannst entweder alle Antworten darauf geben, nur einzelne Punkte beantworten oder auch gar nichts von alldem – ganz wie es dir gefällt und wie es dir passt. Du bist niemandem eine Antwort schuldig!

Es gibt zwei weitere Dinge, die du beachten solltest, wenn du das erste Mal chattest oder noch nicht so ein routinierter Chatter bist (in Ergänzung zu dem Kapitel CHATikette, das eine Pflichtlektüre für alle Leser und zukünftige Chatter ist):

Es ist vollkommen okay, den anderen wissen zu lassen, dass du NEU bist / noch nie zuvor gechattet hast.

Wenn es ein freundlicher CHAT ist, wird dir dort auch geholfen, was es dir leichter macht. Wenn es ein unfreundlicher CHAT ist, willst du dort ohnehin nicht länger bleiben – also raus da! Das große X im oberen rechten Winkel deines Bildschirms ist zudem für einen ganz besonderen Grund da (manchmal auch EXIT) – um genutzt zu werden, und zwar auch von DIR!

Wenn du dich in einem CHAT nicht wohlfühlst, dann verlasse ihn einfach wieder und gehe zu einem anderen – netteren CHAT!

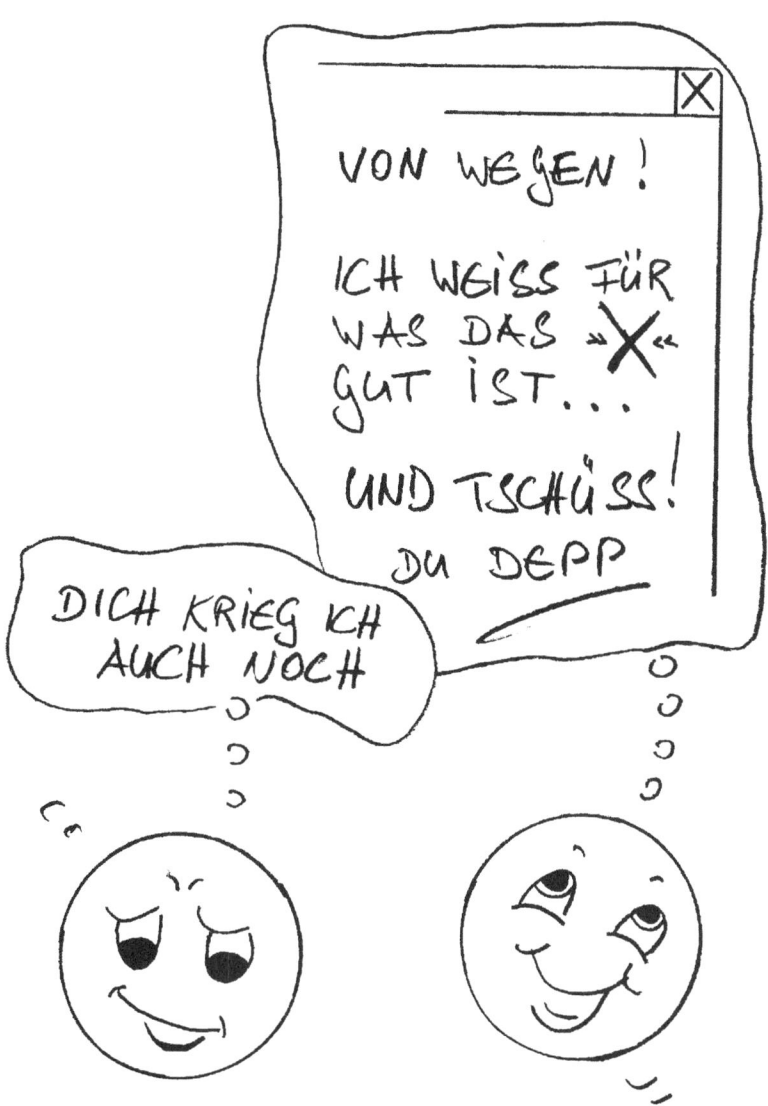

2

CHATikette – mehr als nur 10 goldene Regeln

Die CHATikette sind jene Manieren, die in einem CHAT von dir erwartet werden. Und die meisten halten sich daran – so also auch DU! Mehr als nur 10 goldene Regeln für den CHAT:

— Stell dir vor, du betrittst eine Party voller Menschen (zumeist völlig Fremde) von überall auf der Welt, mit unterschiedlichem Alter, Hintergrund, Vorlieben usw. Bitte benehme dich dementsprechend!

— Du kannst die Gruppe grüßen oder zuerst nur »lauschen« und den Ton der Party aufgreifen, bis du dich sicher genug und vor allem wohlfühlst. Nachdem du den CHAT für ein paar Minuten besucht und beobachtet hast und feststellst, dass diese Party nichts für dich ist, so ist es völlig in Ordnung. Es gibt unzählige andere Partys, die du besuchen kannst. Verlasse den CHAT-Raum einfach wieder so still und leise, wie du gekommen bist.

— Du sprichst nicht mit anderen Computern, sondern mit realen, lebenden Menschen mit Gefühlen, Stimmungen und Interessen, die den CHAT als Kommunikationsform gewählt haben. Denke auch daran, dass nicht jeder Chatter der Welt in der gleichen Zeitzone wohnt und vielleicht auch nicht deine Sprache spricht; oder die Sprache im CHAT nicht deine eigene Muttersprache ist (insbesondere trifft dies auf internationale CHAT-Räume zu).

— Kümmere dich nicht allzu sehr darum, all deine Tippfehler korrigieren zu wollen. Diese werden hingenommen und können zudem ein *großer Spaß* für alle sein und für so manchen Lacher sorgen. Sei aber sicher, dass du dieses Lachen auch teilen kannst ;-) Wenn du erst alles Korrektur liest, was du geschrieben hast, bist du zu langsam und deine Antworten werden dann außerhalb des Kontextes stehen, wenn du letztendlich auf ENTER drückst!

— Flirten im CHAT ist in Ordnung, solange du dich in einem CHAT aufhältst, der dafür bestimmt ist. Eindeutige, sexuelle Anmachen gehören nur in CHAT-Räume, die dafür vorgesehen sind – denke bitte daran. Vielen Dank!

— Die meisten Chatter sind nett. Frage einfach, wenn du was wissen willst, und halte Ausschau nach den Antworten.

— Wie auch im richtigen Leben, so gibt es auch im CHAT immer wieder unfreundliche oder gar penetrante Leute. Humor und Spaß sind jedoch besser, als deiner Wut im CHAT Luft zu machen. Spaßverderber solltest du einfach ignorieren! Wut und Aggressionen sind reine Zeitverschwendung in einem CHAT.

– Es ist hilfreich, deine Kommentare zu adressieren – an den jeweiligen Gesprächspartner. Und das geht so:
  »*pinklady* (oder wie auch immer der Chatter heißen sollte) *woher kommst du genau, hast du gesagt?*«

– Es wird von allen akzeptiert, wenn du deren Nicknamen abkürzt, wenn du mit ihnen chattest. Übrigens: So wurde aus Madame_Butterfly mad_butt oder einfach nur FLY!

– Vergesse all diese doofen Geschichten, du müsstest dich hinter einer falschen Identität oder Maskerade verbergen – sei einfach DU selbst! Dadurch hast du einen viel größeren Spaß, findest viel leichter Freu(n)de und machst die anderen nicht sauer, wenn sie herausfinden, dass du gelogen hast. Und glaube mir: Erfahrene CHATTER können Blender – auch FAKES genannt – förmlich riechen.

– Einfache Texteingaben können oft nicht alles ausdrücken, was wir sagen wollen oder wie wir etwas meinen. Daher verwenden Chatter Abkürzungen, Smileys und besonders CHAT-Sprache (vor allem in englischsprachigen CHAT-Räumen). SMILEYs werden insbesondere dann verwendet, wenn wir unseren Gesichtsausdruck unterstreichen wollen, und um zu verdeutlichen, WIE wir etwas sagen.

Eine riesige Auswahl an SMILEYs halte ich für dich bereit. Zudem einige deutsche Abkürzungen, die vor allem auch beim Schreiben von SMS eingesetzt werden können. Wer sich auch mal in englischsprachigen CHAT-Räumen versuchen will – für den halte ich eine Vielzahl interessanter Abkürzungen bereit.

SMILEYs findet ihr auf Seite 26.
Abkürzungen gibt's zuhauf ab Seite 21.

Absolute No-No's in einem CHAT –

Erfahrene Chatter tun folgende Dinge einfach nicht!

SCROLLING – ist eine schnelle Abfolge von einer immer gleichen Textzeile, die auch gar keinen Text enthalten kann.

Fluchen, Meckern, rassistische Äußerungen und persönliche Attacken – auch Flames genannt – haben in einem CHAT nichts zu suchen. WICHTIG: Du fliegst aus dem CHAT und wirst oft auch auf Lebzeit von diesem CHAT ausgesperrt. Einige Anbieter kündigen dir sogar die Mitgliedschaft. In einigen Fällen kann sogar die Polizei eingeschaltet werden (denn deine IP ist rückverfolgbar!).

NUR IN GROSSBUCHSTABEN SCHREIBEN wird oft als Schreien empfunden und ist sehr unhöflich. In GROSSBUCHSTABEN CHATTEN ist nur schwer zu lesen und lässt den Bildschirm schneller scrollen. Es gibt keinen schnelleren Weg, dich als neuen Chatter zu entlarven, als wenn du nur in GROSSBUCHSTABEN SCHREIBST! Ein gelegentlicher Gebrauch von GROSSBUCHSTABEN ist jedoch akzeptiert, und zwar dann, wenn du einzelne Worte herausheben willst. Du kannst stattdessen aber auch »Sternchen« vor und nach dem Wort setzen, um es von deinem übrigen Text hervorzuheben, *grins*.

Übertrieben auf dich aufmerksam machen – auch Polling genannt –, in dem andere auf deinen Blödsinn antworten sollen, mit Zahlen oder einem Text. Mach' dich nicht unbeliebt, und lass es einfach! Gerade in großen CHAT-Räumen wird das als sehr störend empfunden, wenn die Leute auf diesen Nonsens reinfallen und damit der Screen (der Dialog auf dem Bildschirm) zu scrollen beginnt. Dann können die anderen nicht mehr ihrem eigentlichen Dialog folgen. Starte einen CHAT einfach mit einem interessanten Thema, oder frage die Leute, ob sie mit dir chatten wollen.

Das NICHT BEACHTEN (WOLLEN) der Regeln eines CHATs! Wenn der Raum auch von Jugendlichen genutzt wird – haltet ihn sauber!! Insbesondere bei Kindern! Wenn ein CHAT ein besonderes Thema oder Topic vorgibt, z.B. »Lasst uns über WINDOWS VISTA chatten!«, so bleibe auch bei diesem Thema.

Schlechtes Benehmen/böse Wörter: Sei lieber nett und denke stets daran, dass einer dieser Chatter auch dein Nachbar sein könnte!

Weinen (wining): Dass keiner mit dir reden bzw. chatten will. Wenn du ehrlich bist und dich dem offenen Gespräch anschließt, wirst du auch mit einbezogen. Das Gleiche gilt auch für Aussagen, wie: der CHAT oder die Chatter seien »langweilig«. So?! Sind sie das wirklich? Warum bist du dann noch hier?

Als einen anderen Chatter ausgeben: Einen Nick zu kopieren und sich als ein anderer ausgeben wird nicht toleriert und ist zudem so gut wie ein Verbrechen – eine Verletzung der Privatsphäre! Tu's lieber NIE!

WERBUNG für ein Produkt oder deine Webseite oder einen Service.
SPAM wird in keinem CHAT geduldet und hat oft einen Rausschmiss zur Folge.

TIPP: Wenn du eine eigene Webseite unterhältst, so spricht nichts dagegen, dass du diese in deinem eigenen CHAT-Profil angibst. Solltest du dort allerdings Angebote haben, die nicht für alle Augen bestimmt (oder gar kriminell) sind, so nehme diesen LINK besser wieder aus dem Profil. Du kannst einen entsprechenden Link auch innerhalb eines privaten CHATs oder per E-Mail versenden!

Manche CHAT-Räume kicken oder sperren dich, sobald du auch nur ansatzweise eine http://www.Adresse in den CHAT-Raum eintippst. Fazit: Also besser lassen!

3

Fachausdrücke – CHAT-Sprache

Der CHAT hat seine ganz eigene Sprache und Ausdrücke. Es gibt zahlreiche Worte, die extra für den CHAT entwickelt wurden und immer öfters auch angewandt werden. Vor allem in englischsprachigen CHAT-Räumen werden unzählige Abkürzungen verwendet, um sich beim Tippen Zeit zu sparen, und um den Ton des Textes zu bestimmen.

Wenn du erst einmal regelmäßig chattest, werden dir diese Fachausdrücke und Abkürzungen geläufig werden, besonders dann, wenn du damit anfängst, diese selbst zu verwenden. Und nicht selten fließen diese Worte dann auch in Gespräche ein, die du außerhalb eines Chats führst ;-)

Wenn jemand mal einen Fachausdruck oder SMILEY verwendet, den du nicht kennst oder verstehst, dann frage einfach nach deren Bedeutung – oder was es meint. Wir waren schließlich alle einmal Anfänger – nicht wahr?

Lese die folgenden Kapitel, um dich mit dieser neuen Sprache vertraut zu machen:

- Eigenworte und Abkürzungen (international).
- Emoticons, Symbole, die für den Ausdruck, den Ton deiner Worte verantwortlich sind. SMILEYs werden dir immer wieder im CHAT begegnen.
- Spezielle Fachausdrücke innerhalb eines CHATs.
- GameSpeak / die Sprache der Spieler und Online-Zocker …

Mehr zu diesem Thema findest du im 2. Semester für die fortgeschrittenen Chatter!

Acronyms (Abkürzungen)

Gerade die englische Sprache eignet sich hervorragend, um in einem CHAT Anwendung zu finden. Durch die oft phonetischen Abkürzungen kannst du sehr schnell den Zusammenhang erkennen. Wo es in der deutschen Sprache gerade mal eine Hand voll Abkürzungen gibt, die sinnvoll eingesetzt werden können, verwenden englischsprachige Chatter eine Vielzahl von Abkürzungen, die ich dir in diesem Buch auch aufliste.

Stell dir vor, du bist auf einem CHAT für Spieler und siehst Folgendes auf dem Bildschirm:

chatter1: g2g cul gle1
chatter2: hagn tc hb

Na, hast du verstanden, was sich die beiden gesagt haben? Ich denke eher nicht, darum folgt hier auch schon die Auflösung dieses CHAT-Dialogs:

chatter1: got to go, see you later, good luck everyone
chatter2: have a good night, take care, hurry back

Du glaubst, das ergibt alles keinen Sinn? Spätestens, wenn du in einen großen CHAT-Raum gehst, in dem sich auch internationale Gäste befinden, wirst du auf solche Abkürzungen/Dialoge stoßen. Die englische Sprache erlaubt es dir, die Bedeutung geradezu herauszuhören. Alle wichtigen Abkürzungen habe ich daher in diesem Buch zusammengetragen.

Zerbreche dir aber nicht den Kopf, du müsstest dir nun alle Abkürzungen merken müssen. Wichtig ist, dass du einen Eindruck davon kriegst, was dich insbesondere in internationalen CHATs erwartet.

Klammern <> werden oft eingesetzt, um Aktionen oder Gesichtsausdrücke zu betonen, z.B. <smile>

WICHTIG: Manche CHAT-Software verträgt sich nicht mit den Klammern, da diese auch für HTML-Befehle Verwendung finden. In diesem Fall kannst du auf *sternchen*, z.B. für *grins* zurückgreifen, um ein bestimmtes Wort herauszuheben.

Du wirst Abkürzungen in GROSS- und Kleinbuchstaben sehen. Beides ist im CHAT möglich, und die Abkürzungen werden immer häufiger von dir angewandt, je häufiger du im CHAT bist. Auch wird es immer wieder neue geben, oder du machst dir sogar deine eigenen.

Die folgenden Abkürzungen sind nur eine kleine Auswahl von denen, die dir in einem CHAT begegnen werden. Abkürzungen, die auch in deutschen CHATs ihre Anwendung finden, habe ich besonders hervorgehoben!

2U2	to you, too
AAMOF	as a matter of fact
AFAIK	as far as I know
AFK	away from keyboard

AFU	all f--ked up
ASAP	as soon as possible
BBL	be back later
BITMT	but in the meantime
BOT	back on topic
BRB	be right back
BTW	by the way
CFD	call for discussion
CFV	call for vote
CRS	can't remember s--t
CU	see you
CUL(8R)	see you later
CWOT	complete waste of time
CYA	see ya
DIY	do it yourself
EMFJI	excuse me for jumping in
EOD	end of discussion
EOT	end of transmission
F2F	face to face
FAI	frequently argued issue
FAQ	frequently asked question
FOAF	friend of a friend
FOCL	falling off chair laughing
FUBAB	fucked up beyond all belief
FUBAR	fucked up beyond all reason/recognition
FWIW	for what it's worth
FYA	for your amusement
FYI	for your information
GAL	get a life
GBTW	get back to work
GFC	go(ing) for coffee
GFETE	grinning from ear to ear
GMTA	great minds think alike
GTG	got to go
HAND	have a nice day
HHOK	ha ha only kidding
HTH	hope this helps

IAC	in any case
IAE	in any event
IC	I see
IDGII	I don't get it
IMCO	in my considered opinion
IMHO	in my humble opinion
IMNSHO	in my not so humble opinion
IMO	in my opinion
IMPE	in my previous/personal experience
IMVHO	in my very humple opinion
IOW	in other words
IRL	in real life
ISP	internet service provider
IYKWIM	if you know what I mean
JIC	just in case
J/K	just kidding
KISS	keep it simple stupid
LOL	laughing out loud
LTNS	long time no see
LTNT	long time no talk
MTCW	my two cents worth
NC	no comment
NRN	no reply necessary
ONNA	oh no, not again
OTOH	on the other hand
PITA	pain in the ass
PLS	please (auch PLZ)
RO(T)FL	rolling on the floor laughing
ROFLMAO	rolling on the floor laughing my ass off
RSN	real soon now
RTM	read the manuel
SAPFU	surpasses all previous fuck ups
SHTSI	somebody has to say it
SNAFU	situation normal – all fucked up
SO	significant other (z.B. boyfriend, husband, wife, pet …)
TAFN	that's all for now

THX	thanks
TIA	thanks in advance
TMI	too much information
TMK	to my knowledge
TOS	terms of service
TPTB	the powers that be
TSWC	tell someone who cares
TTBOMK	to the best of my knowledge
TTFN	ta-ta for now
TTYL(8R)	talk to you later
TWIMC	to whom it may concern
WILBI	wouldn't it be lovely if
WRT	with regard to
WTF	what the fuck?
WTG	way to go
WTMI	way too much information
YGIAGAM	your guess is as good as mine
YGWYPF	you get what you pay for
YMMV	your mileage may vary
DOA	dead on arrival
VI	village idiot
SOP	standard operation procedure
MORF	male or female
WYSIWYG	what you see is what you get
BDSM	bondage, discipline, sado-masochism
S/M	sado-masochism
DS	dominance and submission

Hier ist dann noch Platz für deine eigenen Abkürzungen:

Solltest du interessante Abkürzungen in einem CHAT gesehen haben, dann her damit:
mag24@web.de

Emoticons (Smileys)

Emoticons – auch Smileys genannt – werden immer dann eingesetzt, wenn du deine Gefühle zum Ausdruck bringen willst. Weil man den anderen ja nicht sieht, weder seine Körpersprache noch seinen Gesichtsausdruck, oder der Ton der Worte wahrzunehmen ist, kommt es manchmal zu Missverständnissen. Emoticons/Smileys (sowie die zahlreichen Abkürzungen) helfen, die Lücke in der Kommunikation zu schließen. Emoticons lassen sich auch hervorragend beim Versenden von SMS anwenden!

Hier ein Beispiel, wie unterschiedlich etwas aufgenommen werden kann, wenn man Emoticons/Smileys einsetzt:

»Das war wirklich nett.«

Das war wirklich nett :-) … mit einem Lächeln.
Das war wirklich nett :-(… mit Verstimmung.
Das war wirklich nett :-P … kess, mit ausgestreckter Zunge.

Vollkommen unterschiedliche Bedeutungen, die mit einem Emoticon klar zum Ausdruck gebracht werden. Kreative Menschen bringen ständig neue Emoticons ans Tageslicht, aber hier findest du die wirklich wichtigsten und angesagtesten! Die Text-Icons sind eine Auswahl von dem, was alles möglich ist, wenn du mit anderen (erfahreneren) Chattern in einem CHAT-Raum bist.

:-)	smile	lächeln
:->	sarcastic	sarkastisch
;-)	wink	Augen zwinkernd
:-)))	laughing or double chin	lachen, Doppelkinn
:.-)	laughing tears	Tränen lachen
=)	smile	lächeln
:-D	laughing	(herzhaft) lachen
:-}	wry smile	gedrungenes Lachen
:-P	sticking tongue out	Zunge rausstrecken
:-(	sad, angry	traurig, verärgert
:-((	very sad, very angry	sehr traurig, sehr verärgert
:-<	sad	schmollend
:-I	indifferent, sad	gleichgültig, betroffen
:.-(	weaping	weinen

:°-(	big tear	große Träne (weinen)
:-||	angry	verärgert
:-@	angry, yelling	verärgert, brüllend
:-e	dissapointed	enttäuscht
}-)	evil	böse
>:-(	angry	verärgert, Stirn runzeln
:-X	mute, big kiss	still, großer Kuss
:-()	talking	reden, sprechen
:-O	surprised or shocked	überrascht, geschockt
O:-)	halo	heilig, Heiligenschein
:-3	has eaten a lemon	in eine Zitrone gebissen
:-/	skeptical	skeptisch
:-Z	sleeping	schlafen
:-x	kissing or mute	küssen, still sein
:-*	sorry, I didn't want to say that	Entschuldige, das wollte ich nicht sagen
?-)	sorry, I don't know what went wrong	Entschuldige, ich weiß nicht, was schief gegangen ist
:*)	drunk (red nose)	betrunken (rote Nase)
*-)	stoned	»stoned«
%-)	stared too long at monitor	zu lange auf den Monitor gestarrt
#-)	dead	tot
X-)	inconscious	
:-Q	smoking	rauchen
(:-)	bald	glatzköpfig
.-)	one-eyed	einäugig
-:-)	Punk	Punk(er)
<:-)	stupid question (dunce cap)	dumme Frage, Narrenhut
<|-)	Chinese	Chinese
@:-)	Arab	Araber
8:-)	little girl	kleines Mädchen
:-)-8	big girl	großes Mädchen, Frau
[:-]	Robot	Roboter
::-)	Wearing glasses	Brille tragen
8-)	wearing (sun)glasses	(Sonnen)Brille tragen
/	wide-eyed grin	über beide Wangen lachen
B-)	horn-rimmed glasses	Hornbrille tragen

B:-)	sunglasses on head	Sonnenbrille auf dem Kopf
.^)	side view	zur Seite schauen
:~)	Nose	Nase
:<) or :-{)	moustache	einen Bart haben, tragen
_O-)	aquanaut	Taucher, tauchen gehen
{:-)	wig	
:-E	Vampire	Vampir
:-[	Vampire	Vampir
(-:	left-handed	Linkshänder
:o)	boxer's nose	Boxernase
(:-}{-:)	kissing smileys	küssende Smileys
d:-)	wearing a cap	eine (Base)Kappe tragen
~:-(	fuming	mir raucht der Kopf
:)	happy	glücklich
:]	gleep, friendly	freundlich
[:]	robot/ic	Roboter/haft
:D	laughter	ein Lachen, Gelächter
:(	sad	traurig, eingeschnappt
:I	hhmm …	hhmm …

Und weil dir noch viele mehr begegnen werden, oder du auch eigene erfinden kannst, hast du hier den Platz um sie aufzuschreiben:

Mehr Fachausdrücke

Der CHAT ist eine Welt für sich, in der du immer wieder auf Eigenwörter und Fachausdrücke stoßen wirst. Insbesondere dann, wenn du auch in internationalen CHAT-Räumen zu chatten beginnst. Solltest du mal auf ein Eigenwort/Fachausdruck stoßen, den du nicht kennst, frage einfach jemandem im CHAT, was es bedeutet! Hier ein paar, die du auf jeden Fall gebrauchen kannst:

MOOF	Wenn jemand ohne erkennbaren Grund vom Chat oder dem Internet getrennt wurde. Das passiert vor allem jenen, die über keinen DSL-Anschluss verfügen!
Private Messages	Auch als »IMs« (Instant Messages bei AOL) und »whispers« (bei Microsoft Network MSN) genannt. Dies sind Nachrichten, die sich zwei Chatter untereinander austauschen, ohne dass es von den anderen Usern gesehen werden kann. WICHTIG: Der Text in einem Private Message kann kopiert und in den offenen CHAT transportiert werden!
NICK	Ein Nickname in CHAT-Räumen.
WAVE	Ein Soundfile (Wörter, Musik, usw.), die in einigen CHATs abgespielt werden können.
GHOST	Ein Mitglied in einem CHAT-Raum, das niemals spricht. Ein Ghost (Geist) kann jemand sein, der nur vergessen hat, sich richtig aus einem CHAT auszuloggen, oder der nur »schauen« und »beobachten« will – warum auch immer!
Newbie	So werden »Neue« in einem CHAT genannt.
KICK, SPEC oder auch BAN	Nehmen meist die Hosts einer Seite vor, und zwar dann, wenn ein User negativ aufgefallen ist. Wenn man »gekicked« wird, bedeutet dies nur eine vorübergehende Aktion, mit Ausschluss aus dem CHAT-Raum. »SPEC« bedeutet, dass man zwar anwesend ist, aber selbst keinen Text eingeben darf. Und »BAN«/»banned« ist wohl die drastischste Maßnahme, sich von lästigen Usern zu befreien, was nicht selten einen kompletten Ausschluss und den Verlust aller Mitgliedsrechte nach sich zieht. Mangelndes Benehmen, Missachtung der Topics oder eine »derbe« Sprache führen meist zu diesen Aktionen.
UIN	User Identification Number. Diese Identifikationsnummer verwendet nur das ICQ-Software-Programm für seine Mitglieder. Mehr zu ICQ findest du im gleichnamigen Kapitel auf der Seite 45.

Go Private	... meint, dass sich zwei Chatter allein unterhalten wollen und sich dafür nicht selten in einen extra CHAT-Raum zurückziehen. Das bedeutet allerdings nicht gleich, dass CYBER-SEX gemeint ist! »Go Private« wird vor allem dazu genutzt, um vertraulich miteinander zu reden, ohne dass die gesamte CHAT-Welt dabei zusieht, oder das Gespräch durch andere gestört wird.
Cyber	... steht oft für CYBER-SEX, eine Möglichkeit für viele, auch offen über ihre (sexuellen) Wünsche zu sprechen, oder gar mehr ... Für ALLE unter 18 ein absolutes Tabu! Haltet die CHAT-Räume sauber! Vielen Dank!

Mehr Acronyms (Abkürzungen)

Wenn du mehr Zeit in CHAT-Räumen verbringst, und vor allem verstärkt auch mit englischsprachigen Personen chattest, wirst du immer mehr Acronyme in der CHAT-Welt entdecken. Daher gibt es hier noch ein paar für den fortgeschrittenen, ambitionierteren Chatter:

atm	at the moment
b/c	because
bbiaf	be back in a few
bf or b/f	boyfriend
c&g	chuckle & grin
cico	coffee in, coffee out
cla	CAP LOCK ALERT
cwyl	chat with you later
d/l	download
dgt	don't go there
e1	everyone (Beispiel: »hi, e1«)
focl	fell off chair laughing
fwiw	for what it's worth
fyi	for your information
gf or g/f	girlfriend
gl	good luck
gmc	getting more coffee
gmta	great minds think alike
gtg	got to go (bye) or »g2g«

hagn	have a good night (or »hagd« for day)
hb	hurry back
h&k	hug & kiss
itmohe	if the monitor only had eyes
iyd	in your dreams
j/k	just kidding
m/f	male or female
np (n/p)	not a problem (or »no problem«)
oic	oh, I see
omg	oh, my God (or »oh, my goodness«)
roflpip	rolling on the floor laughing, wetting my pants
rpg (RPG)	Role Playing Game
tc	take care
sup	what's up
thx (thnx)	thanks

Notizen:

4

CHAT für Fortgeschrittene – das 2. Semester

Neben den CHAT-Basics wendet sich dieses Semester an all jene, die mehr erfahren wollen. Es stellt mehr Funktionen vor, die man braucht, oder auch nicht ;-)
Lese die folgenden Topics (Themen), die dich interessieren, oder überspringe sie einfach. Sofern du die CHAT-Basics, die CHATikette und die CHAT-Fachausdrücke gelesen hast, bist du auf alle Fälle schon so weit, dich in einem CHAT zurechtzufinden.

Topics für das 2. Semester:
CYBER-SEX im CHAT

- Was ist das überhaupt?
- Igitt! Das will ich nicht!
- Hhmm … das klingt aber interessant!

Aktionen und Emoticons
FOREN, Message-Boards
CHAT-Sprache für Online-Spieler
Textformatierung im CHAT
SPAM und andere Katastrophen

CYBER-SEX im CHAT – was ist das überhaupt?
Hast du jemals ein »schmutziges Magazin« mit Lesergeschichten gelesen? Stell dir vor, diese Geschichten wären interaktiv – zumeist zwei (oder auch mehr) Personen tauschen einander solche Geschichten aus und teilen die darauf resultierenden Reaktionen. Oft »heizen« sich zwei Personen dabei derart an, um (gemeinsam) zu einem sexuellen Höhepunkt zu kommen.
Wie es auch unterschiedliche Erwachsenenmagazine gibt, so gibt es auch Erwachsene, die den CYBER-SEX für die unterschiedlichsten Dinge gebrauchen. Wenn DU allerdings nicht mal alt genug dafür bist, dir ein solches Erwachsenenmagazin zu kaufen, solltest du erst gar nicht daran denken, so etwas wie CYBER-SEX zu tun – sonst werde ich mit dir schimpfen müssen !-)
Es unterscheidet sich stark vom einfachen Lesen eines Magazins, da im CHAT reale Menschen involviert sind – und die haben alle Gefühle, die auch geachtet werden sollten – auch von DIR!

Ist es gut? Ist es schlecht? Ist es vielleicht ein »Betrügen«? Das kann ich dir nicht beantworten, denn das musst du schon selbst entscheiden! Ich versuche hier auf jeden Fall unparteiisch zu sein und liefere dir nur die Informationen dazu.

Du hast jedoch immer das RECHT dazu »Nein!« zu sagen, wenn du mit solchen Anfragen konfrontiert wirst. Ob im Einzelfall oder generell. Auch hast du immer die Möglichkeit, einen CHAT zu schließen/zu verlassen, wenn du dich nicht mehr wohl dabei fühlst. Glaube mir, es gibt weitaus mehr Menschen, die einfach nur »Ja« sagen, weil sie vielleicht neugierig sind. Aber dann solltest du die nachstehenden Regeln beherrschen.

IGITT! Das will ich nicht!

Ich denke, es liegt an der Anonymität des Chats, dass einige Menschen, die im wahren Leben niemals wagen würden, dich anzusprechen, den CHAT dafür nutzen werden, dich »anzumachen«. Viele von denen kommen ohne Umschweife gleich zum Punkt und fragen, ob du einen »heißen CHAT« haben willst. Und dabei ist es gar nicht so kompliziert, mit solchen Usern umzugehen. Hier steht, was zu tun ist!

Ein Chatter »attackiert« dich mit zweideutigen Fragen:

1) *Ignoriere die erste Nachricht komplett. Oft senden dir diese Menschen immer wieder die gleiche Nachricht – meist an eine Vielzahl von Chattern gleichzeitig, in der Hoffnung, dass jemand »anbeißt«!*

2) *Zweite Nachricht erhalten: Dann sage deutlich »Kein Interesse!« oder einfach nur »NEIN!« im gleichen Tonfall wie gefragt wurde. Entweder im privaten Chat oder im offenen CHAT-Raum.*

3) *Die Person lässt nicht ab: Dann befolge diese wichtigen Regeln und verlasse dich nicht darauf, dass ein Host dir dabei hilft, da sich leider auch viele Chatter einen Spaß daraus machen, Unschuldige »anzuschwärzen«.*

Regel A:
Schreibe in den OFFENEN CHAT-Raum (den Haupt-CHAT-Raum) etwas wie: »nickname, ich habe dir doch gesagt, dass ich nicht mit dir chatten will / dass ich keinen schmutzigen CHAT haben will. Ich werde dich ab sofort ignorieren!«

Regel B:
Ignoriere diese Person. (Jeder CHAT hat eine solche Funktion. Wenn du nicht weißt, wie

das geht, dann frage deinen Host oder einen Chatter, der sich damit auskennt, wie du jemanden auf »Ignorieren« stellen kannst.) Die Ignorier-Funktion wird dann alle weiteren Nachrichten dieses Users blockieren. Im offenen CHAT-Raum wie auch für private Chats. Die Ignorier-Funktion ist definitiv die beste Möglichkeit, mit solchen Leuten umzugehen, die dich bedrängen – in welcher Weise auch immer!

Chatter, die dir »Schmuddelkram« anbieten wie Pornowebseiten oder -bilder (auch PIX genannt), Links (URLs) oder sonstige obszöne Angebote, schaltest du folgendermaßen aus:

Schalte diesen Chatter SOFORT auf »Ignorieren«. Keine weitere Antwort auf seine dummen Sprüche ist vonnöten. Falls du es WILLST, kannst du so etwas schreiben wie (natürlich in den OFFENEN CHAT-Raum): »nickname, Ich habe kein Interesse an deinem Schmuddelkram, deinen Pornobildchen usw. Unterlasse all deine weiteren Versuche!«

Andere wichtige Vorkehrungen, die du treffen kannst:

a) Gehe sicher, dass man deine E-Mail nicht automatisch im CHAT sieht. In manchen CHAT-Räumen kannst du dieses Feature ausschalten – in deinen Mitgliedseinstellungen! Wenn es ein CHAT erfordert, dass du eine E-Mail zeigen musst, so melde einfach eine weitere dafür an (bei www.WEB.de, www.GMX.de).

b) Stelle die Funktion, dir private Chats zu schicken, aus. Die meisten größeren CHAT-Räume haben eine solche Funktion. Diese lassen sich meist unter den »Optionen« abstellen.

c) Wenn der CHAT, den du benutzt, eine »Automatische Dateiübertragung« hat, stelle sicher, dass diese in jedem Fall AUS ist! Nicht nur, dass du mit solch einer Funktion deinen PC langsamer werden lässt – es ist auch eine Einladung für VIREN und anderen ungewollten Mist! Am besten benutzt du deine webbasierende E-Mail, um dir von anderen Usern etwas schicken zu lassen. Dort werden »Angriffe« durch VIREN usw. gut erkannt.

d) Finde den für dich richtigen CHAT, wo du dich auch wohlfühlst. Halte Ausschau nach CHAT-Räumen, in denen du Leute findest, die deine gleichen Interessen und dein Alter haben. Auch wenn nicht ALLE ehrlich sein werden, was ihr Alter betrifft – hier heißt es VORSICHT! Spezielle CHAT-Räume sind wie eine große Familie, und ALLES, was dort nicht hingehört, wird von den anderen Chattern nicht toleriert!

Also sei stets wachsam und auf der Hut! Denn DU solltest deine Zeit im CHAT genießen (können) – lasse dir diesen Spaß von niemandem wegnehmen oder gar verderben. Du kannst zwar so etwas schreiben wie

»nickname, du solltest mal kalt duschen!«

oder:

»nickname, weiß deine Mami/deine Frau/dein Freund eigentlich, was du hier treibst?«,

aber letztendlich macht dich das nur zum Ziel weiterer Attacken. Das Ignorieren ist da die beste Alternative, auch wenn diese Funktion nur für eine Weile funktioniert. Denn verlässt ein User den Raum und kommt unter anderem Namen wieder, verfällt auch das Ignorieren. Und im Ernstfall setzen sich dann die »Attacken« fort. Da hilft es nur, cool zu bleiben, denjenigen wieder zu ignorieren und Spaß am übrigen CHAT zu haben!

Hhmm … das klingt aber interessant!

Erste goldene Regel: Gehe zu einem CHAT, der dir solche CHAT-Räume anbietet! Verschone andere Chatter und CHAT-Räume mit deinem Heißhunger – auf was auch immer!

Es gibt nichts Schlimmeres, als in einem normalen CHAT-Raum pausenlos »angemacht« zu werden. Suche daher lieber einen CHAT-Raum auf, wo du willkommen bist, wenn du »heiße Chats« führen willst. Aber glaube mir: Viele CHATs, die mit Romantik werben, sind alles andere als romantisch!

Sei auf der Hut: Verwende stets dein wahres Alter und Geschlecht. Und auch das Bundesland oder die Region preiszugeben, in der du wohnst, ist in Ordnung. Gebe aber NIEMALS mehr Informationen heraus, die dich klar identifizieren könnten. Besorge dir eine webbasierende E-Mail-Adresse – auch »addy« genannt –, wenn du mit anderen Leuten in Kontakt bleiben willst. Eine solche bekommst du bei www.WEB.de, oder www.GMX.de und anderen Anbietern. Wie auch in der echten, der realen, Welt, gibt es in CHAT-Räumen Perverse und Kriminelle, vor denen du dich schützen solltest! Bitte nehme dich daher in acht!

Sei auf jeden Fall ehrlich zu dir und den anderen Chattern, auch wenn du nicht von allen die gleiche Ehrlichkeit erwarten kannst. Ich bin immer wieder erstaunt darüber, wie viele 12-, 13- und 14-Jährige nach einem »heißen Chat« suchen. Ich kann nur hoffen, dass deren Idee eines »heißen Chats« das bedeutet, was für mich ein Date bedeutete, als ich in deren Alter war. Aber das ist wohl nur ein frommer Wunsch :-(

Während du in einem SEX-CHAT-Raum bist, empfehle ich dir die Nutzung eines anderen Nicknamens, als du für gewöhnlich nimmst. Deine »Einladung« sollte in etwa so lauten:

»25-jährige Singlefrau aus Brandenburg, neu in diesem Chat, wünscht sich nette Kontakte. Jemand Lust auf einen Chat?«

Deine Einladung kann auch sexier geschrieben sein, aber bitte verwende auf jeden Fall dein wahres Alter, dein Geschlecht und wonach du suchst.

Denke immer daran, dass das X oder auch der EXIT-Button für einen bestimmten Zweck geschaffen wurde: Wenn du dich nicht mehr wohlfühlst, dann verlasse einfach den CHAT-Raum. Ob ruhig und gelassen oder auch in Panik – das liegt ganz bei DIR!

Aktionen und Emoticons

Abhängig von der CHAT-Software, die genutzt wird, kannst du auch »Aktionen« oder »Emoticons« benutzen.

Im MSN-Chat gibt es einen Button, der als »!« markiert ist. Diesen findest du gleich rechts vom Texteingabefeld, mit dem du »Aktionen« durchführen kannst. Wenn du den Aktionsbutton (!) statt des gewöhnlichen »send« oder ENTER-Buttons benutzt, macht das deinen Text zu einer Aktion. Der Text erscheint dann anders auf dem Bildschirm. So erscheint beispielsweise ein gewöhnlich abgesendeter Text auf dem Bildschirm:

mad_butt: trinkt erst einmal einen Tee

Wenn du aber den gleichen Text schreibst und diesen mit dem Aktionsbutton abschickst, dann steht Folgendes auf dem Schirm:

mad_butt trinkt erst einmal einen Tee

Im YAHOO-Chat, und anderen, gibt es bereitgestellte Emoticons (die nicht mit den Emoticons/Smileys zu verwechseln sind). Sie können je nach CHAT-Software im offenen CHAT oder zu einzelnen Personen gesendet werden. Es gibt reichlich davon, die alle eine Anwendung finden. Somit kannst du vieles durch die Emoticons sagen statt durch viele Worte. Wenn du einen Button für die Emoticons oder Aktionen entdeckst, dann schaue einfach mal nach, was dir das CHAT-Programm alles zu bieten hat!

Für einen geübten Chatter machen solche Aktionen Sinn, da sie viel Spaß beim Chatten versprechen – und auch bringen. Du musst weder deinen Nick schreiben und die Aktion erscheint zumeist in italic/kursiv oder hebt sich sonst wie vom übrigen Text ab. Sollte der CHAT nicht über eine solche Funktion verfügen, so ist eine wohl akzeptierte Alternative nach wie vor die Verwendung der Klammern <> oder der Sternchen *-*, die den gleichen Zweck erfüllen.

mad_butt: <trinkt erst einmal einen Tee>
mad_butt: *trinkt erst einmal einen Tee*

FOREN – Message-Boards

Foren – auch Message-Boards genannt – sind keine Chats im eigentlichen Sinne, können aber trotz allem ein guter Weg sein, um neue Leute kennen zu lernen oder über ein Thema zu sprechen.

Die Vorteile sprechen für sich:

- Du kannst jederzeit Einträge lesen oder schreiben, somit spielt »Zeit« keine große Rolle bei Foren.
- Es ist leicht, den Überblick zu bewahren, da du das Tempo bestimmst, mit dem du die Einträge liest.
- Manche Foren bieten dir auch eine CHAT-Möglichkeit an. Lerne also erst die Leute kennen und chatte dann mit ihnen.
- Die Topics (Themen), zu denen du was zu sagen hast, kannst du dir selbst aussuchen. Oder stelle einfach selbst ein neues Topic online.

Grundregeln für Foren – Message-Boards:

- Bitte keinen SPAM! Auch Foren sollten von billiger Werbung für eine Webseite, ein Produkt oder Sonstiges verschont bleiben. WICHTIG: Wenn das Produkt oder die Art der Webseite als Topic gelten und besprochen werden, so wird es nicht als SPAM empfunden, wenn du sie dennoch nennst. Auch ein entsprechender Link zu einer Webseite, um beispielsweise eine Frage zu beantworten, wird nicht als SPAM empfunden.

- Die CHATtikette, die No-No's und die CHAT-Regeln finden auch in einem Forum Anwendung – also nicht alles in GROSSBUCHSTABEN schreiben, nicht hetzen und immer nett zueinander sein – und vor allem auch bleiben ;-)
- Halte dich an die Richtlinien und Altersangaben und -vorgaben (kein Schmuddelzeugs z.B.) sowie an die gesetzlichen Bestimmungen: Keine Pornografie, kein kopiergeschütztes Material versenden. Und NIEMALS Fotos oder Daten von anderen Personen senden oder verwenden!

Spezielle Regeln für Foren:
- Eintrag (Thread) = wenn du auf ein Topic eingehst und dich beteiligen willst, dann bleibe bitte auch bei diesem Topic. Wenn du etwas anderes mitteilen willst, dann erstelle einfach selbst ein eigenes Topic, um nicht die anderen zu verärgern. Denn das wird dir sonst sehr übel genommen – und wer will das schon?!
- Einige Foren bieten auch die Verwendung von Grafiken/Emoticons an – andere haben wiederum erst gar keine. Oft gibt es einen »HELP-Button«, der darüber Aufschluss gibt.
- Foren für Fortgeschrittene bieten oft auch Sonderfunktionen an wie Fontstyle, Farbe, Erscheinungsbild usw., die du allerdings nicht zwingend verwenden musst. Einfacher, lesbarer Text ist wesentlich besser!
- Einige Foren erlauben dir sogar, Bilder oder Daten anzuhängen. Dabei ist es wichtig, auf die Datengröße zu achten. Wenn möglich, verwende immer eine Datenkomprimierung, z.B. bei Fotos oder Texten (verwende PDFs!).
- Deine E-Mail-Adresse wird oft automatisch mit eingebunden, wenn du etwas in ein Forum schreibst. Wenn du das nicht willst, so lassen sich oft die Einstellungen ändern. Um auf Nummer sicher zu gehen, solltest du auch hier eine webbasierende E-Mail anwenden. So umgehst du den ganzen Werbemüll und den Attacken auf deinen PC! Wenn du willst, dass dir die anderen User antworten können, überzeuge dich davon, dass du deine E-Mail irgendwo in deinem Text/Eintrag hinterlassen hast.

Du hast Lust bekommen, ein eigenes Forum oder einen eigenen CHAT ins Web zu stellen? Dann lese am besten gleich die nachfolgenden Kapitel über kostenlosen Webspace im Netz, kostenlose CHAT- und Foren-Software – und wie du diese am schnellsten einrichtest!

EXTRA TIPP: *Egal ob in einem CHAT, in einem Forum oder generell im World Wide Web – stelle niemals allzu private Fotos von dir ins Netz. Denn diese können durch jeden mit zwei Mausklicks vom Netz »gerippt« werden. Und du willst doch nicht, dass jemand mit deinen Bildern Unfug macht oder sich gar als DU ausgibt!*

GameSpeak für Online-Spieler

In Ergänzung zu all den Abkürzungen (Acronyms) und Emoticons/Smileys, die in einem CHAT Verwendung finden, stelle ich dir hier noch eine ganze Reihe spezieller Abkürzungen für Gamer (Online Zocker) vor. Hier sind die wichtigsten:

2togo	2 to go (Bingo)
1, 2, 3, etc.	number of hits (Keno)
3oak	3 of a kind
4oak	4 of a kind
s2w	spin till you win (Pogo slots)
^5	cyber »high five«
fh	full house (Poker)
fl	flush (Poker)
g2g/gtg	got to go
gg	good going
gj	good job
gl/gla	good luck (all)
hb	hurry back
im/ifm	intermission
nj	nice job
nr	nice run
str8	straight (Poker)
ty	thank you
tyvm	thank you very much
yw	you're welcome
yvw	you're very welcome
wtg	way to go
ww	warm welcome
tc	take care

In vielen Online-Spielen haben die Administratoren auch eigene Nicknames, auch wenn diese keine wahren Personen sind. Das macht das Online-Spielen aber persönlicher.

POGO ist ein sehr beliebter Ort, vor allem bei englischsprachigen Chattern, um gleichzeitig spielen und chatten zu können – oder auch nur spielen. Wer's mal ausprobieren will:

www.POGO.com

Textformatierung im CHAT

Viele CHAT-Programme erlauben auch die Anpassung des Textes nach eigenen Wünschen. So ist es möglich, zwischen verschiedenen Farben und Fonts (Schrifttypen) zu wählen.

Du kannst oft zwischen **fett**/*kursiv* und <u>unterstrichen</u> wählen und deinem Text eine spezielle Farbe geben. Auch die Größe des Fonts lässt sich manchmal verändern. Halte einfach Ausschau nach einem Options-Button oder Ähnlichem, um derartige Einstellungen vorzunehmen.

Wenn du davon Gebrauch machst, tu dir und allen anderen Chattern bitte einen großen Gefallen und verwende einen Font und eine Farbe, die gut lesbar sind ;-) Glaube mir, du bist vielleicht in der Stimmung, mal Limegreen oder Babyblau auszuprobieren, aber die anderen werden es schwer haben, zu lesen, was du geschrieben hast. Gerade Anfänger erkennt man daran, dass die mal alle Funktionen ausprobieren, die ein CHAT so hergibt. Dabei ist es viel leichter, einen einfachen Text zu lesen statt die tollste Eigenkreation!

Einige CHAT-Räume bieten auch an, dir alle Einträge in normaler (einfacher) Schrift zu zeigen. Du solltest von dieser Funktion Gebrauch machen, wenn mal wieder jemand seine ganz speziellen »Tage« hat und Limegreen verwendet ;-)
Aber nicht alle CHATs bieten dir diese Spielereien an!

Letztendlich will man doch auch nur chatten! Neue Freunde oder Kontakte finden und so behandelt werden, dass es allen Spaß macht, sich in CHAT-Räumen zu treffen!

Also bleibt sauber und nutzt dieses Buch »chatten & surfen«, wenn ihr das nächste Mal online geht (besser noch, davor), und die großartige Welt des Chattens steht dir offen, entdeckt zu werden! Ich will niemanden antreffen müssen, der mir sagt:

»Das habe ich aber nicht gewusst!«

Mit freundlichen Grüßen! Der Autor, Markus Balzer

Eine Bitte am Schluss: Empfehlt mein Buch »chatten & surfen« auch euren Freunden, Bekannten und Verwandten. Oder macht dafür »Werbung« auf eurer eigenen Webseite, in eurem eigenen CHAT oder Forum!

SPAM und andere Katastrophen

Sicherlich hast du das Wort »SPAM« schon einmal im Zusammenhang mit Internet und E-Mails gehört: Es bedeutet nichts anders als Werbemüll!

Wie kannst du diesem Ansturm auf dein E-Mail-Account entgehen?
- Wenn du gerne bei Online-Gewinnspielen teilnimmst, dann lege dir eine eigene E-Mail-Adresse für solche Dinge zu (am besten eine webbasierende mit Viren-Scanner).
- Verwende am besten unterschiedliche E-Mail-Accounts für persönliche Belange und den übrigen Internetverkehr, insbesondere Seiten, die dir kostenlose Dinge offerieren – glaube mir, nichts ist umsonst!

Ansonsten bist du dem Ansturm meist machtlos ausgeliefert, und es ist gar nicht mal selten, dass sich über 100 Mails in deinem Postfach befinden. Meist werben diese für irgendwelche Mittelchen oder Webangebote, die du dir aber schenken kannst. Am besten öffnest du solche Mails erst gar nicht. Viele von diesen SPAMs haben auch einen Anhang, den du dir unbedingt anschauen sollst – BESSER NICHT! Denn genau dort verbergen sich die meisten Angriffe auf deinen PC in Form von sogenannten »Würmern«, »Trojanern« und »SPY-Programmen«, die deinen Rechner auch schon mal lahmlegen können – wenn nicht gar Schlimmeres …
Und egal wie »hochoffiziell« die Seite auch aussehen mag oder die Schreiben auch sind: Behörden würden dich niemals über eine Mail auffordern, dir irgendwelche Daten-Anhänge anzusehen oder eine Rechnung/Anzeige/Sonstiges zu überprüfen. Auch wird

niemals eine Bank auf die Idee kommen, dich nach deinen Zugangsdaten fürs Online-Banking zu fragen. Gerade hier lauern die größten Gefahren. Somit lösche am besten gleich alle E-Mails, die dir komisch vorkommen.

Ein beliebter Trick ist es, dir einen Anhang zu senden, hinter dem sich eine »exe-Datei« befindet, also nichts anderes als ein kleines Programm, um beispielsweise deinen Rechner auszuspionieren oder dir Daten von der Festplatte zu klauen. Oder schlimmer noch: dir unliebsame Dinge auf den Rechner zu packen. All das ist inzwischen mit solchen vermeintlichen E-Mail-Anhängen möglich – also FINGER WEG!

Und sofern noch nicht vorhanden, besorge dir einen zuverlässigen Viren-Scanner, den du allerdings auch regelmäßig (am besten automatisch) updaten, also aktualisieren solltest!

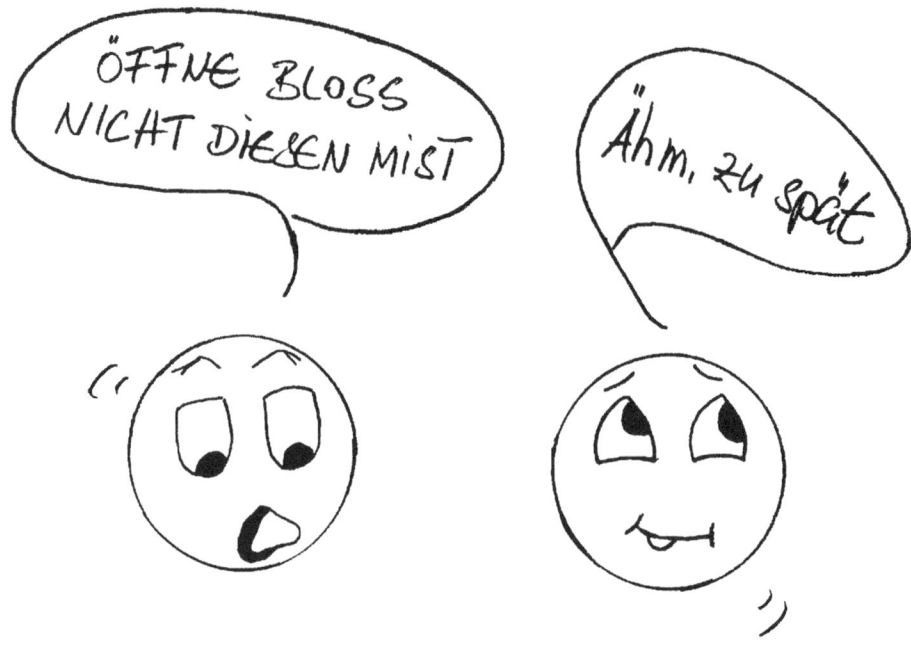

5

Dein eigener CHAT im Internet

Wie versprochen, gibt es hier nun eine Kurzanleitung, wie auch DU einen eigenen CHAT ins Internet stellen kannst. Wenn du es z.B. leid bist, dass du in öffentlichen CHATs – aus welchem Grund auch immer – keinen Spaß mehr hast, dann erstelle dir doch einfach deinen eigenen CHAT im Internet. Schon in weniger als einer halben Stunde kannst du stolzer Besitzer eines eigenen Chats samt Homepage (und vielleicht sogar einem Forum) sein.

Hier nun die wichtigsten Schritte:

1) Zuerst benötigst du einen Webspace (Speicherplatz im Internet), den du auch kostenlos bekommen kannst, wenn dir kein Geld zur Verfügung steht. Bei www.beepworld.de, www.fortunecity.de und anderen Anbietern kannst du dir eine eigene, kostenlose Homepage binnen weniger Minuten aktivieren. Wenn du willst, kannst du dir zu diesem Zweck auch gleich eine (weitere) webbasierende E-Mail zulegen, die du auf deiner Homepage einsetzen kannst. Gehe dazu auf ein Angebot eines kostenlosen Anbieters wie z.B. www.WEB.de oder www.GMX. de (oder einem anderen) und folge dort der Anmeldeprozedur. Gleiches gilt für deinen Webspace. Binnen weniger Minuten ist beides freigeschalten!

2) Bei den meisten Anbietern erhältst du nur einen sehr geringen (kleinen) Web-space, der jedoch für deinen eigenen CHAT allemal reichen sollte. Wenn du deine Homepage so weit erstellt hast, folgen nun ein paar clevere TRICKS und TIPPS! <Meist erhältst du bei einem kostenlosen Webspace-Anbieter eine Domain, wie: *http://members.beepworld.de/dein_nickname*

Doch keine Bange, diesen Link musst du weder an deine Freunde schicken noch auf eine Visitenkarte drucken. Denn für dieses »Problem« gibt es einen weiteren kostenlosen Anbieter, der dir spezielle Domain-Endungen anbietet, um aus deinem Webspace eine ansprechende und coole Seite samt CHAT-Funktion zu machen. Klicke dazu auf: www.nic.de.vu
Bitte den DISCLAMER des Buches beachten!

3) Melde dich bei www.nic.de.vu mit deiner E-Mail an, und schon kannst du dort eine eigene, kostenlose Domain – auch Webadresse genannt – bekommen. Zudem kannst du dort unter verschiedenen Endungen auswählen: .de.vu, .net.ms usw. Wie wäre es denn mit einer Domain wie:

www.marks-chat.de.vu oder
www.marks-chat.us.ms
(sind nur Beispiele).

Diese Domain musst du anschließend nur noch mit deiner kostenlosen Webseite, dem Webspace bei beepworld o.a. verknüpfen. Keine Bange, auch das geht alles im Handumdrehen und das Angebot erklärt sich (fast) von selbst. Nachdem du alle Parameter eingestellt hast, probiere aus, ob deine Domain-Weiterleitung/Umleitung funktioniert. TIPP: Die Werbebanner, die dann meist erscheinen, kannst du auch unterdrücken – siehe die Seite nic.de.vu!

4) Jetzt solltest du bereits eine kostenlose Homepage, eine kostenlose Domain sowie kostenlosen Webspace (die Größe variiert von wenigen KBs bis zu mehreren MBs) haben. Doch bevor du nun deine Freunde darüber in Kenntnis setzt, dass du über eine eigene Homepage/einen eigenen CHAT verfügst, solltest du auch sicher sein, einen CHAT auf deiner Homepage eingebaut zu haben. Wenn dein kostenloser Webspace-Anbieter dir eine solche Funktion (Feature) nicht bietet, kannst du jederzeit auf www.SPINCHAT.de oder www.CHATTERSON-LINE.com zurückgreifen, bei denen du dir einen CHAT in wenigen Minuten erstellen kannst. Bei beiden Anbietern erhältst du jeweils einen HTML-Code, den du nur noch in deine Seite einpflegen musst. Auch das geht quasi wie von selbst: Funktion HTML einbinden/einbetten wählen! TIPP: Tolle kostenlose Gästebücher gibt es bei:

www.guestbooks.net

So, jetzt kann es aber auch schon losgehen, dass du zusammen mit deinen Freunden (handverlesen) chatten kannst. Solltest du keine Homepage haben wollen/besitzen, dann rate ich dir zum ICQ-Chat, den du auf www.ICQ.com kostenlos bekommst!

Dein eigener ICQ-Chat

Eine äußerst sichere Methode, wie du mit deinen Freunden chatten kannst, ist das ICQ-Programm, bei dem ausschließlich du entscheidest, wer in den Genuss eines Chats mit dir kommt. Eigentlich als Messenger entwickelt worden, hat sich das ICQ aber auch zu einer großartigen Alternative zu öffentlichen CHAT-Räumen gemausert. Es bietet dir zudem zahlreiche Funktionen, um dir das Chatten leichter und angenehmer zu machen.

Zuerst einmal musst du allerdings das ICQ auf deinem Rechner installieren. Dazu gehst du einfach auf deren Seite, www.ICQ.com, und lädst dir die Software kostenlos auf deinen PC. Dort kannst du dir selbst einen Nick geben und erhältst zudem noch eine unverwechselbare UIN (User Identification Number), die du dann deinen Freunden – vorausgesetzt sie nutzen auch ICQ – geben kannst, um nur mit »handverlesenen« Leuten zu chatten.

Sobald du ICQ installiert hast, erscheint in deiner Task-Leiste eine »ICQ-Blume«, die rot ist, solange dein Rechner nicht online ist. Wenn du dich ins Internet loggst, wechselt die Blume die Farbe: sie wird dann grün! Wenn du deine UIN an Freunde weitergegeben hast und diese auch online sind, kannst du sofort sehen, dass hinter ihrem Nick eine grüne Blume zu sehen ist. Dann kannst du ihnen eine Nachricht (Message), ähnlich einer SMS, zukommen lassen, ohne dafür erst auf eine bestimmte Webseite gehen zu müssen. Du kannst dir deine eigene »Buddy-Liste« erstellen und hast somit stets die Kontrolle darüber, wer dir eine Nachricht schickt oder dich zum Chatten auffordert.

Das ICQ-Programm verfügt über eine CHAT-Funktion, die dir viele Möglichkeiten bietet, die du bei anderen vergebens suchst. Es stehen dir zahlreiche Emoticons zur Verfügung, und du kannst deinem Gesprächspartner auch Daten senden, während ihr chattet. Eine Besonderheit ist zudem, dass du deinen Freunden buchstäblich auf die Finger sehen kannst, während sie mit dir chatten. Denn schon während deine Freunde tippen, kannst du sehen, was sie schreiben. Du musst nicht erst warten, bis sie zu Ende geschrieben und den Text abgeschickt haben. Somit kannst du viel schneller antworten, und deinem Gegenüber spart dies oft, Fragen auszuschreiben.

Außerdem ist ein ICQ-Chat immer ein privater Chat! Somit bist du in einem ICQ-Chat sicher!

Das ICQ ist wie eine große Gemeinschaft. Du kannst dort für alle sichtbar ein Profil erstellen, wobei du auch hier alle Schutzmaßnahmen ergreifen solltest wie bei einem öffentlichen Chat. Manchmal wirst du Aufforderungen zu einem Chat erhalten, die als »Einladung« auf deinem Monitor erscheinen. Mit einem einzigen Mausklick kannst du solche Anfragen aber auch ablehnen. Du solltest deine UIN auch nur solchen Menschen geben, mit denen du gerne chatten willst. Du kannst aber jederzeit auch eine Person von deiner Buddy-Liste streichen. Du alleine entscheidest, mit wem du sprechen willst! Während du über ICQ chattest, kannst du uneingeschränkt weiter im Netz surfen oder an deinem Rechner arbeiten. Wenn du online gehst, aber nicht gestört werden willst, lässt sich das ICQ auch so einstellen, dass nicht erkennbar ist, dass du dich online befindest. Gerade wenn du mehr als zehn Leute auf deiner Buddy-Liste hast, kann das auch schon mal nervig werden, wenn du pausenlos Messages oder Anfragen bekommst.

Um über ICQ chatten zu können, musst du stets von einem anderen ICQ-User eingeladen werden, bzw. du lädst jemanden ein. Nur wenn du die Einladung annimmst, kann dann der Chat losgehen.

Insbesondere jungen, sehr unerfahrenen Surfern und Chattern lege ich daher dieses Programm ans Herz. Denn hier ist die Sicherheit gegeben, die du bei vielen anderen Chats nicht mal ansatzweise finden wirst.

UND: Nur du allein bestimmst, mit wem du chattest!

Bei ICQ hast du selbstverständlich die Möglichkeit, deinen CHAT-Raum nach deinen Wünschen zu gestalten. Du bestimmst die Schriftart und -farbe, das Aussehen … aber vor allem hältst du allein es in der Hand, wen du auf deine Buddy-Liste setzt!

Mehr Sicherheit im Netz bietet dir kein anderer CHAT!
Eine ausführliche Beschreibung des Programmes findest du auf deren Seiten: www.ICQ.com, www.ICQ.de – selbst einige Drittanbieter bieten dir die ICQ-Software zum Download an. Doch hier heißt es erneut VORSICHTIG sein, nicht dass dein E-Mail-Account vor Werbemüll – dem sogenannten SPAM – untergeht! Und jetzt, viel Spaß!

Besonderheiten kostenloser Internet-Dienste/-Anbieter
Zu SPINCHAT.de
Spinchat.de ist eine hervorragende Alternative, wenn du schnell und unkompliziert einen CHAT ins Netz stellen willst. Spinchat bietet dir dazu eine Vielzahl Layouts an, aus denen du aussuchen kannst. Zudem kannst du dort deinen eigenen Nick, den du für den Spinchat-Raum benutzen willst, schützen lassen. Für eine kleine Gebühr ist dir dein Nick sicher! Eine tolle Besonderheit ist, dass Spinchat auf jegliche Werbung verzichtet (evtl. nur eine kleine Werbung für FIREFOX), und dir und deinen Freunden neben dem Chatten auch noch die Möglichkeit gibt, einige (einfache) Spiele online zu

zocken, wie z.B. Schiffe versenken oder Schach. Allerdings lässt sich der CHAT an sich nur eingeschränkt hosten. Du kannst zwar unliebsame Gäste kicken, specken und auch bannen, aber weitreichendere Funktonen fehlen, um einen hundertprozentigen Schutz zu bieten. Vielleicht wird diese »Lücke im System« aber schon bald behoben …

www.SPINCHAT.de

Zu CHATTERSONLINE.com

Das Wichtigste zuerst: Chattersonline.com ist eine reine englischsprachige Seite, und du solltest über gewisse Sprachkenntnisse verfügen, um dieses Angebot nutzen zu können. Die Betreiber dieser Seite sind alle eingefleischte Chatter und bieten dir kostenlose CHAT-Räume für deine eigene Webseite an. Ein großer Vorteil gegenüber den Spinchat CHAT-Räumen ist, dass du einen Chattersonline CHAT-Raum auch als Pop-Up auf deine Seite stellen kannst. Somit kannst du nebenbei perfekt weitersurfen. Allerdings – und das ist auch der größte Nachteil an diesem Anbieter – sind alle CHAT-Räume, die du dort erstellt hast, gesponsert. Und diese Banner/Links führen nicht selten auf Internet-Angebote, die nicht immer jugendfrei sind. Also besser nur nutzen, wenn du alt genug dafür bist. Auch die Spiele, die dir Spinchat bietet, suchst du bei Chattersonline vergebens. Der Chat lässt sich aber besser hosten. So kannst du z.B. ein Topic setzen, Fontfarben können ausgewählt werden, und du bist mit einem @ vor deinem Nick für die anderen als Host erkennbar.

www.chattersonline.de

Zu NIC.de.vu

Dieser Anbieter ist vor allem für jene interessant, die eine kostenlose Homepage ihr Eigen nennen, aber nicht unbedingt eine so grässlich lange Webadresse angeben wollen. NIC. de.vu hält zahlreiche Domain-Endungen parat, aus denen du wählen kannst. Außerdem findest du dort auch einen Link, wenn du z.B. Bereiche deiner Homepage mit einem Passwort schützen willst. Einer der größten Vorteile dieses Angebots ist, dass du nicht als Inhaber dieser Domain recherchierbar bist. Somit bleibst du anonym – was einen besonderen Schutz für dich bedeutet. In der Regel lebt dieser Anbieter von Pop-Up-Webebannern, die du aber – bei richtiger Einstellung – auch unterdrücken kannst. Ein absolutes PLUS ist der kleine Werbebanner von NIC.de.vu selbst. Wenn du diesen auf deine Startseite der Homepage stellst, bekommst du zum Dank eine aussagekräftige Statistik über deine Besucher geliefert. Diese Statistik solltest du in jedem Fall im Auge behalten. Dort kannst du sehen, wer alles auf deine Seite verlinkt. Gefällt dir beispielsweise eine Seite nicht, die dich in ihre Linkliste aufgenommen hat, dann sage dem jeweiligen Betreiber, dass du auf Löschung des Links bestehst. Glaube mir, vor Jahren war es vielleicht cool, tausende unbekannter Besucher auf seiner Seite zu haben – wobei Gästezähler ohnehin out sind –, doch du solltest lieber mit der Qualität deiner Besucher statt mit der Quantität prahlen!

www.NIC.de.vu

Allgemeiner Surf-Tipp:
Nichts auf der Welt ist umsonst! Daher prüfe genau, welchen kostenlosen Anbietern du deine persönlichen Daten gibst. Es sind gerade Gewinnspiele, die dich auf Seiten locken und die dir große Gewinne versprechen. Doch wenn auf einer Seite mehr als nur deine E-Mail verlangt wird, solltest du besser das Angebot meiden. Insbesondere bei Firmen, die du nicht kennst. Auch wenn viele meinen, das Internet sei ein rechtsfreier Raum, kann ich nur sagen: FALSCH! Auch im Internet gelten Gesetze und Regeln. In der nächsten Auflage werde ich vielleicht auch diesem Thema ein eigenes Kapitel widmen. Lasst es mich wissen, ob ihr Interesse daran habt … mag24@web.de

Platz für eigene Notizen:

madame_butterfly

Eine wahre CHAT-Geschichte

Eines Tages stand der neue Computer im Schlafzimmer der Greens. Ellens Mann hatte ihn aus der Firma mitgebracht, um so auch zu Hause einige Aufgaben fertig stellen zu können. So musste er nicht immer Überstunden im Büro machen und konnte stattdessen bei seiner Familie sein.

»Muss er denn ausgerechnet bei uns im Schlafzimmer stehen?«, knurrte Ellen über die Entscheidung ihres Mannes.

»Bei den Kindern ist er bestimmt nach wenigen Wochen kaputt, oder sie spielen nur noch mit ihm. Das will ich nicht … und im Wohnzimmer, finde ich, gehört er am allerwenigsten hin«, versuchte Adam, Ellens Mann, seine Entscheidung zu rechtfertigen.

»Bestimmt hast du ja Recht. Doch was ist, wenn du lange an diesem Ding arbeiten musst, dann kann ich hier nicht schlafen.« Ellen sah es bereits vor sich, dass ihr Mann unzählige Nächte an diesem Computer sitzen und sie kein Auge zukriegen würde.

»So weit wird es erst gar nicht kommen. Versprochen!«

Ellen war technischen Geräten gegenüber skeptisch eingestellt. Ihr Mann arbeitete zwar in einer großen Computer-Firma, doch so richtig hatte sich Ellen mit diesen »Dingern«, wie sie sie nannte, noch nie anfreunden können.

Es vergingen ein paar Tage (und auch Nächte), an denen sich Ellen erst damit abfinden musste, dass nun ein Computer in ihrem Schlafzimmer stand. Ihr Mann hatte jedoch sein Versprechen halten können, und so wurde Adam auch stets vor dem Schlafengehen mit seinen Arbeiten fertig.

»Michaels Freund will über die Sommerferien zu uns kommen. Was meinst du … ob das unseren Jungs gut tun wird?«, fragte eines Abends Adam seine Frau. »Im Chat haben die beiden bereits so gut wie alles klargemacht, und seine Eltern haben ihm das Okay dafür gegeben.«

»Im … was?«, fragte Ellen verwundert, weil sie sich im ersten Augenblick nichts darunter vorstellen konnte, was Adam damit gemeint haben könnte. Nach einem kurzen Zögern antwortete sie dann: »Bestimmt wird das unseren beiden Jungs gut tun. Hier draußen zu wohnen ist nicht gerade einfach für sie; zumal ja ihre Schulfreunde über sieben Kilometer weit entfernt wohnen.«

»Du sagst also ›Ja‹?«, wollte Adam wissen, der immer alles genauestens planen wollte, da seine Freizeit begrenzt war.

»Warum eigentlich auch nicht. Das wird bestimmt ein wenig Abwechslung in unser Haus bringen. Natürlich darf er kommen. Aber … was ist eigentlich so ein Chat?«

»Sag bloß, das weißt du nicht«, lächelte Adam, der genau wusste, dass Ellen mit solchen Sachen auf Kriegsfuß stand. Ihr waren Computer mehr als nur suspekt und bestenfalls ein weiterer Staubfänger – jetzt sogar in ihrem Schlafzimmer.

»Woher soll ich denn das auch wissen?«, meinte Ellen. »Wenn die Jungs am Computer sitzen, bin ja meist mit der Hausarbeit beschäftigt.«

»Na, dann wird es aber höchste Zeit, dass ich dir mal zeige, dass ein Computer weitaus mehr kann, als nur den Staub anzuziehen«, grinste Adam. »Gleich morgen werde ich dir mal zeigen, wie nützlich sie sind. Du solltest den Computern gegenüber wirklich nicht so verschlossen sein.«

»Die Kinder wollte ich auch nie fragen, sonst ist man ja gleich ein Grufti in deren Augen. Freue mich aber, wenn ich mehr erfahren kann. Schlaf gut, mein Schatz!«, sagte Ellen aufgeregt und gab ihrem Mann noch einen liebevollen Gute-Nacht-Kuss.

»Du wirst schon sehen … bald seid ihr die besten Freunde«, meinte Adam und legte das Buch, in dem er gerade noch gelesen hatte, auf den Beistellschrank neben dem Bett.

»Ach was …!«

;-)

Am nächsten Morgen. Ellen machte ihren Kindern gerade das Frühstück, als ihr Mann aus dem Badezimmer kam und ihr ein kleines Büchlein auf den Küchentresen legte.

»Was ist denn das für ein Buch?«, fragte Ellen neugierig und blätterte in den ersten Seiten.

»Schau mal, Mark«, meinte Michael zu seinem Bruder, »Mama will ins Internet.« Der Buchtitel »chatten & surfen« sagte mehr als tausend Worte.

Mark kicherte nur und löffelte sein Müsli aus.

»Warum denn auch nicht?«, fragte Adam in die Runde. »Sie hat sich viel zu lange davor gedrückt.«

»Wäre cool, eine Mama zu haben, die sich mit dem Internet auskennt«, meinte Michael und nahm einen großen Schluck Milch zu sich.

»Das denke ich auch. Außerdem gibt es gute Neuigkeiten für dich, Michael. Dein Freund darf uns gerne in den Sommerferien besuchen. Das kannst du ihm nach der Schule dann mitteilen«, verkündete Adam.

»Mach aber kein so langes Telefonat. Das wird sonst zu teuer«, sagte Ellen, die sich nur noch allzu gut an die letzte Telefonabrechnung erinnern konnte.

»Siehst du, Mama, dafür gibt es zum Glück das Internet. Ich werde nach der Schule mit ihm chatten, wenn ich darf, Paps. Das ist wesentlich billiger!«

»Natürlich darfst du, Michael. Sag ihm aber bitte auch, dass er nur die ersten drei Wochen kommen darf, da wir dann ja auch noch Oma zu Besuch hier haben werden. Und ich weiß nicht, ob das deinem Freund dann nicht zu viel werden würde«, meinte Adam und trank seinen Latte Macchiato aus.

»Geht klar, Paps!«

»Ich verlass mich drauf. Da kannst du ja auch gleich Mama zeigen, wo und wie du mit deinem Freund chattest. Das interessiert sie ungemein.«

Adam nahm Ellen ein wenig die Angst davor, ihre Kinder nach diesem Gefallen fragen zu müssen. Sie wollte auf gar keinen Fall altmodisch rüberkommen.

Die Kinder gingen zur Schule und Adam machte sich zur Arbeit auf. Ellen verstaute noch rasch die Sachen vom Frühstückstisch in den Kühlschrank und ging danach ins Badezimmer, um die Waschmaschine mit der Buntwäsche zu füllen. Ihr Leben lang war sie für ihre Familie da gewesen. Sie liebte ihr kleines Haus im Grünen, ihre Kinder und auch ihr »ach so normales Leben«. Tagein, tagaus kümmerte sich Ellen liebevoll darum, dass es niemandem aus der Familie an etwas fehlte. Die Familie war ihr Leben – bis zum heutigen Tag!

Nachdem Ellen die Wäsche im Garten aufgehängt und bereits erste Vorbereitungen für das Abendessen getroffen hatte, lehnte sie sich entspannt zurück, um in dem kleinen Büchlein zu lesen. Mit großer Aufmerksamkeit hatte sie bereits nach kürzester Zeit die ersten beiden Kapitel verschlungen, und eine große Neugierde wurde plötzlich in ihr entfesselt, wie sie diese selten zuvor erlebt hat. In diesem Büchlein wurden ihr alle Geheimnisse und Vorteile des Internets dargestellt, sodass auch sie einen raschen Zugang dazu finden konnte. Ihr Mann musste wohl schon lange nach solch einem Buch gesucht haben. Endlich wurde für Ellen so mancher Dialog am Frühstückstisch verständlicher, denn ihre beiden Söhne waren fast täglich im Internet unterwegs und hatten dies auch lautstark bei ihren morgendlichen Müslis dokumentiert.

Ellen wollte immer mehr darüber wissen und verschlang das gesamte Buch innerhalb weniger Stunden. Sie vergaß dabei völlig, dass sie ja eigentlich noch ein paar Dinge für das Abendessen einkaufen wollte. Doch das war nun zur Nebensache geworden. Ellen brannte darauf, den Computer und das Internet für sich allein zu entdecken; ohne die spöttischen Blicke ihrer Kinder. Sie ging hinauf ins Schlafzimmer, wo der »neue Freund«

bereits auf sie wartete, setzte sich in den weichen Drehstuhl und blätterte nochmals kurz in diesem Büchlein.

Dann hielt sie eine kurze Zeit inne. Sie legte das Buch zur Seite und sagte sich selbst: »So schwer kann das schon nicht sein!«

Vorsichtig drückte sie den Schalter des Computers, der daraufhin begann hochzufahren, und Ellen wunderte sich zuerst darüber, dass erst einmal so gut wie gar nichts passierte. Der Monitor zeigte lediglich das Logo des Betriebssystems. Nach wenigen Augenblicken der Verwunderung ertönte dann aber ein Signal und der Bildschirm begann sich aufzubauen. Ellen war erleichtert. Sie dachte schon, sie wäre nicht einmal in der Lage, einen Computer in Betrieb zu nehmen, obwohl sie oft ihren Kindern dabei zugesehen hatte, wie es ging. Nachdem das Betriebssystem vollends hochgefahren war, öffneten sich eine Vielzahl kleinerer Helfer und Programme, von denen Ellen nur wusste, dass sie der Sicherheit im Internet dienlich waren. Dass man sich vor »Angriffen« und »Viren« aus dem Netz schützen musste, wusste sie bereits. Auch wenn sie nicht ganz verstehen konnte, wie ein Computer »krank« oder von einem Bazillus befallen werden konnte. Einige Minuten später waren diese Abläufe dann aber auch schon wieder beendet und Ellen klickte mit der PC-Maus auf das kleine leuchtende Symbol am unteren rechten Bildschirmrand – dem Zugang für das Internet!

Nun war sie drin – im Internet – dem Tor zur Welt!

Adam hatte eine kleine Notiz im Büchlein hinterlassen, auf welchen Seiten sie chatten und welche sie sich unbedingt mal ansehen müsse. Ihr Interesse war jedenfalls geweckt. Sie tippte eine erste Adresse im Browser-Fenster ein …

Ein kleiner Chat eines Online-Magazins, in dem bereits eine Hand voll User online waren, wartete jetzt nur darauf, dass auch Ellen sich dort anmelden würde. Denn ohne eine vorherige Registrierung hätte Ellen diesen Chat nicht betreten können. Sie klickte nach einigen Atemzügen auf: NEUER USER REGISTRIEREN!

Auf dem Anmeldeformular wurden ihre persönlichen Daten befragt, wie Name und Geburtsdatum, Anschrift … – und letztendlich auch die Aufforderung, sich einen Nicknamen sowie ein gewünschtes Passwort zu geben.

»Wie soll ich mich denn da nur nennen?«, fragte sich Ellen, da sie aus dem Büchlein erfahren hatte, möglichst nicht allzu viel Persönliches preiszugeben. Schon gar nicht den eigenen vollen Namen (wobei der Vorname aber durchaus Verwendung in einem Nick finden kann). Ellen schlürfte an ihrer Teetasse, die sie im letzten Jahr von ihrem Mann zu Valentin geschenkt bekam. Sie blickte erneut auf die Tasse, erfasste das farbenfrohe Motiv und überlegte kurz.

»Warum eigentlich auch nicht!«

Ellen begann, die Buchstaben ihres Nicknames zu tippen: b-u-t-t-e-r-f-l-y … überlegte dann nochmals kurz und ergänzte ihre Wahl des Nicks mit: »madame_butterfly«.

Geboren war ein neuer Chat-User!

Als Passwort wählte sie eine Zahlen- und Buchstabenkombination, die sie sich anschließend auch gleich in ihr Büchlein notierte. Nun war die Registrierung abgeschlossen, und das Anmeldeformular verwies auf einen Button, dass jetzt der CHAT betreten werden durfte. Ellen konnte es kaum noch erwarten, den Chat zu betreten und klickte auf diesen Button, der sie direkt in den Chat-Raum transportierte.

In diesem Chat waren nunmehr 18 User munter am Chatten, und Ellen schaute sich das Ganze erst einmal in Ruhe an, bevor sie zögerlich eine erste Begrüßung tippte:

»Einen schönen guten Morgen wünsche ich allen!«

»Na, wohl neu hier, butt?«, stand plötzlich auf dem Chat-Dialog, und Ellen wusste erst nicht so recht, ob sie damit gemeint war.

»Bin das erste Mal in einem Chat«, antwortete Ellen.

»Bravo!«

»Willkommen!«

»nice 2 cu«

Ellen war doch sehr überrascht, wie freundlich die Leute in diesem Chat zu ihr waren. Nur mit dem letzten Gruß hatte sie nicht allzu viel anfangen können.

»Was bedeutet denn ›2 cu‹?«, tippte Ellen leicht verdutzt ein.

»Nice 2 cu bedeutet einfach nur: schön dich zu sehen«, war von Peter_42_chch zu lesen. »Im Chat benutzt man viele Acronyms (Abkürzungen), und auch Emoticons (Smileys) werden rege eingesetzt, um miteinander zu chatten.«

»Das spart Zeit«, warf ein gewisser fred_jupiter ein.

»Mit den Emoticons kannst du deine Gefühle besser zum Ausdruck bringen, wenn dir mal die richtigen Worte für etwas fehlen sollten«, ergänzte Peter_42_chch kurz darauf. »Zudem spart es dir Zeit beim Tippen.«

…

»Ganz recht, jupi!«

»Gut zu wissen. Dann war ich also auch damit gemeint, als mich einer von euch mit ›butt‹ ansprach?« Dabei hatte sich Ellen doch solche Mühe gegeben, einen wohlklingenden Nick zu finden – und jetzt das! Sie fand es schade, dass ihr Nick nun auf wenige Buchstaben reduziert wurde.

»Na ja, nicht gerade nett von Luzi79, dich hier ausgerechnet ›butt‹ zu nennen«, meinte

Peter_42_chch. »Ich werde dich daher hier einfach nur FLY nennen, wenn ich darf. Das ist schön kurz und kommt deinem Nick sehr nahe.«

»Wie wär's denn mit mad_butt?«, wollte Luzi79 wissen und schob dieser Frage prompt ein wohlgemeintes »LOL« hinterher.

Ellen war ein wenig verschreckt, aber auch beleidigt, und wollte am liebsten den Chat wieder verlassen. Doch Peter_42 schickte gleich sein Statement dazu: »Sind nicht alle so nett hier. Schau einfach darüber hinweg.«

»Das mache ich«, antwortete Ellen.

:o)

Aus dem Büchlein hatte Ellen bereits erfahren können, dass ein offener Chat auch Menschen anlockt, die nicht gerade nett sind. Viele User wissen aber auch einfach nicht darüber Bescheid, dass es so etwas wie eine CHATikette gibt – Manieren für ein gutes Miteinander. Viele User vergessen leider nur allzu schnell, dass sich hinter jedem Nick auch ein Mensch aus Fleisch und Blut verbirgt – mit Gefühlen, Stimmungen und Vorstellungen. Es sind keine Computer, mit denen man im Chat spricht, sondern reale Menschen.

Mit dieser Gewissheit schöpfte Ellen neuen Mut und nahm anschließend auch gleich wieder den Dialog mit Peter_42_chch auf, der einen sehr netten, aber auch bleibenden Eindruck bei Ellen hinterlassen hatte.

»Sag mal, Peter_42, ist mittags denn überhaupt eine gute Zeit, um hier zu chatten?«

»Mehr abends. Da sind dann auch weniger ›Komiker‹ unterwegs. Die gehen in der Masse der anderen dann schnell unter. Abends chatten hier bis zu 100 Leute – meist sogar mehr.«

»Wie kann man da noch einen Überblick behalten?«

»Ganz einfach: Leg dir erst einmal ein Profil an, das mehr über dich aussagt. Nichts allzu Persönliches, aber dennoch so viel, dass die anderen wissen, mit wem sie da chatten. Über das Profil werden viele zu dir Kontakt aufnehmen. Sehe es als eine Visitenkarte. Du kannst aber jederzeit auch ›privat‹ chatten.«

»Privat chatten?«

»Das ist die Möglichkeit, mit einzelnen Usern ein privates Gespräch zu führen, das nicht von den anderen mitgelesen werden kann. Unten rechts kannst du dir anhand der User jemanden aussuchen. Dort sind alle aufgelistet, die derzeit online sind. Versuch's doch mal!«

»Werde ich«, antwortete Ellen und schaute sich den unteren Bereich des Chats genauer an. Dort waren inzwischen 24 User aufgelistet; darunter auch Peter_42_chch. Ellen tippte auf dessen Profil und sogleich öffnete sich ein neues, aber wesentlich kleineres Dialog-Fenster.

»Siehst du, gar nicht so schwer«, erschien in diesem Fenster.

Ellen war begeistert und schrieb: »Das ist wirklich sehr einfach!« Dass sie bereits eine viertel Stunde im Internet war, ohne große Probleme zu haben, registrierte sie nur am Rande.

»Gerade wenn du Persönliches/Vertrauliches bereden willst, ist das der Weg, es zu tun. Das ist dann ein Chat ›unter 4 Augen‹.« Peter war froh, einem »Newbie« helfen zu können und ließ ein »:-)« folgen. »Klicke doch mal auf mein Profil, da kannst du mehr über mich erfahren. Das macht durchaus Sinn. Somit spart man sich, jedem die gleiche Personenbeschreibung schicken zu müssen. Um mein Profil einzusehen, einfach auf mein Nick … dann doppelklicken. Oder unten auf PROFIL klicken.«

»Mach ich …«, tippte Ellen rasch noch ein, bevor sie sich das Profil von Peter_42_chch anschaute.

Ein weiteres Fenster öffnete sich im Chat.

PROFIL von PETER_42_CHCH

Mit zehn knappen Zeilen stellte sich dort ein 42-jähriger Lehrer vor, der gerade wegen Krankheit seiner Arbeit fernbleiben musste. Seine Hobbys waren: Lesen, Malen und auch Chatten. Zudem gab's ein kleines AVATAR von ihm zu sehen. Ein Bild im Mini-Format.

»Wie richte ich mir denn solch ein Profil ein?«, wollte Ellen wissen und erschrak, als unerwartet das Telefon klingelte. Sie nahm den Hörer ab.

»Hallo! Hier ist Ellen!«

»Hallo, Ellen! Kannst du heute auf meine kleine Tochter aufpassen?«, fragte die Nachbarin Susan, die etwa einen Kilometer weit entfernt wohnte, am anderen Ende der Leitung. »Ich würde sie dir dann so gegen … gegen sechs Uhr abends bringen.«

»Ja! Sehr gerne sogar«, antwortete Ellen. Sie hatte bereits oft schon auf die kleine Tochter, Little May, aufgepasst. Sie freute sich immer, wenn sie jemandem helfen konnte.

»Danke! Vielen Dank! Du tust mir damit einen großen Gefallen«, sagte Susan erleichtert. »Dann bis sechs.«

»Ja, bis später!«

Nach diesem Telefonat bemerkte Ellen mit großem Bedauern, dass der charmante Herr leider nicht mehr im Chat war. So beschloss sie, ihre ersten Erfahrungen mit diesem Medium auf eigene Faust zu beenden. Viel zu lang hatte sie bereits vor dem Computer gesessen. Wollte sie doch noch unbedingt einkaufen gehen … bevor Susan ihre Tochter vorbeibringen würde – die Zeit am PC verging viel zu schnell. Sie musste sich sputen, noch in den Supermarkt zu kommen …

Ihre beiden Söhne spielten bereits am PC, als Ellen mit den schweren Tüten in der Haustür stand. Sie hatte Michael und Mark schon von draußen hören können, da es mal wieder lauthals darum ging, wer als Nächster spielen durfte. Michael entschied dies jedoch ganz klar für sich, bevor Ellen nach den beiden rief.

»Kommt ihr bitte mal runter, um mir mit den Tüten zu helfen!«

»Gleich, Mom, gleich! Wir kommen gleich!«

»Ihr kommt sofort! Sonst ist der PC gleich ganz aus«, rief Ellen die Treppe hinauf. »Ich muss mich beeilen, Susan bringt ihre Kleine gleich. Bis dahin will ich mit dem Kochen fertig sein.«

»Okay! Wir kommen!«

Hastig eilten Mark und Michael ihrer Mutter zu Hilfe. Denn sie wollten es auf gar keinen Fall riskieren, dass ihre Mutter Ernst machen würde und sie später nicht mehr an den PC durften. Gemeinsam räumten sie das Eingekaufte in die Schränke. Anschließend halfen sie sogar noch beim gehassten Kartoffelschälen. Es war an der Zeit, Pluspunkte zu sammeln. Man weiß ja nie, für was die einem später nützlich sind ;-)

»Stellt euch vor! Ich war heute in einem Chat«, verkündete Ellen stolz, während sie die Töpfe auf den Herd stellte. »Ganz allein. Da staunt ihr, was?«

»Allerdings! Da sind wir wirklich baff! Wir dachten schon, dass du zu der Sorte Mensch gehörst, die so rein gar nichts mit dem PC zu tun haben will. Ich könnte ohne Internet und Chat gar nicht mehr leben … Aber sag, bist du denn zurechtgekommen?« Mark war völlig aufgeregt. Seine Mutter und das Internet. Zwei Welten trafen aufeinander!

»Anfangs dachte ich, dass ich es niemals schaffen würde, doch nach einer Weile hat es mir sogar richtigen Spaß gemacht. Jedoch bin ich nicht mehr dazu gekommen, mir ein Chat-Profil einzurichten. Ich wäre euch daher dankbar, wenn ihr mir später zeigen könntet, wie das geht.«

»Aber sicher helfen wir dir«, sagte Michael.

»Das freut mich! Ich hätte ja nie gedacht, dass ich mal Lust haben werde, mit dem PC zu chatten.«

»Es sind ja auch keine PCs, mit denen du chattest, sondern hinter jedem PC sitzt ein Mensch wie du und ich«, meinte Mark.

»Habe heute doch auch gleich einen netten Mann im Chat kennen gelernt, der mir einiges erklärt hat. Das hat mir die Angst ein wenig genommen.« Ellen war froh, dass ihre Kinder für sie ein offenes Ohr hatten. In vielen Familien des Landes klappte nicht einmal mehr ein solch simples Gespräch untereinander.

Doch das war nicht nur in Neuseeland so …, dachte Ellen.

»In welchem Chat warst du denn?«, wollte Michael wissen, der nur allzu gut wusste, dass es auch unangenehme Chat-Erfahrungen gab – insbesondere dann, wenn man ein »Newbie« war!

»Das war dieser Chat vom … na ja, ihr wisst schon, von dem Online Magazin, das ihr so gerne lest. Den hat mir Adam empfohlen. Doch morgens scheint dort eine Flaute zu herrschen. Es war nicht allzu viel los.«

»So richtig interessant wird dieser Chat auch erst in den Abendstunden, wenn alle zu Hause sind. Dann wird's schnell ziemlich voll«, wusste Mark zu berichten.

»Wir nutzen diesen Chat auch immer, wenn wir mit unseren Freunden chatten. Der ist safe!«

»Safe? Was bedeutet das?«

»Das bedeutet, dass man dort (fast) nur nette Menschen trifft. Wer dort böse auffällt, wird umgehend aus dem Chat verwiesen. Manchmal sogar verbannt. Der wird super gehostet. In anderen Chat-Räumen ist das eine ganz andere Sache …«

»Verbannt? Das klingt aber nicht gerade schön«, wunderte sich Ellen und fragte genauer nach. »Was passiert denn, wenn jemand verbannt worden ist? Und warum wird man überhaupt verbannt?«

»Einige haben es immer noch nicht kapiert, dass sie mit realen Menschen sprechen«, wusste Michael eine Antwort darauf zu geben. »Du kannst zwar jederzeit selbst einen anderen User ignorieren – aus welchem Grund auch immer –, doch wenn dieser mit einem anderen Nick in den Chat zurückkommen würde, bist du oft machtlos. Dann wird's höchste Zeit, den Betreibern der Seite, dem Host, oder einem Verantwortlichen Bescheid zu geben, dass der dann denjenigen für eine längere Zeit vor die Tür setzt. Raus aus dem Chat! Damit das Chatten danach wieder allen Spaß macht.«

»Musstest du denn schon mal jemanden ignorieren oder gar verbannen lassen?« Ellen war zutiefst beeindruckt, dass ihr Sohn derart gut Bescheid wusste.

Michael hingegen schaute verlegen auf den verschlissenen Linoleumfußboden und wich der Frage ein wenig aus: »Das kommt schon mal vor, ja! Deshalb mag ich ja auch den Chat des Online Magazins. Der ist weder überlaufen, noch treiben sich dort Fakes herum, und obendrein tilgen die Betreiber rigoros jeden, der unangenehm auffällt.« Michael hatte schon viele Chats besucht, doch welche das genau waren, wollte er seiner Mutter nicht sagen. Das wäre viel zu offensichtlich gewesen. Jedenfalls war Michael, aber auch sein jüngerer Bruder, froh, jetzt einen Chat zu kennen, wo es keine Spielverderber mehr gab. Das Freizeitmagazin, das sie ohnehin jeden Tag nach Meldungen aus dem Sport durchforsteten, hatten sie erst vor ein paar Wochen entdeckt. Michael hatte es von einem anderen Schüler erfahren, als sie das Thema »Chatten« im Unterricht behandelten. Konnten sie nur noch hoffen, dass dieser lange »sauber« bleiben würde …

»Wenn nachher noch ein bisschen Zeit ist, helf ich dir gern dabei, dir ein Profil einzurichten«, kündigte Mark an und freute sich, dass nun endlich das Eis zwischen Ellen und dem PC gebrochen war. »Mit einem Profil ist's für die anderen auch gleich einfacher, mit dir in Kontakt zu treten. Da trifft dann gleich auf gleich. Du wirst sehen, schon in Kürze wirst du viele neue Freunde kriegen. Chatfreunde eben!«

»Sag Mom aber bitte auch, auf was sie beim Erstellen eines Profils achten muss«, meinte der besorgtere Michael, »denn beim Anlegen eines solchen Chat-Profils kann man entscheidende Fehler machen.«

»Klaro! Wir wollen doch nicht, dass uns unliebsame Gäste in dieser Einöde heimsuchen. Mom soll Spaß haben …«

Es klingelte.

Durch Marks Körper huschte ein eiskalter Schauer.

Ellen öffnete die Tür.

Susan brachte ihre Tochter vorbei und allen fiel ein Stein vom Herzen.

»Ist es dir recht, wenn ich Little May so gegen zehn wieder bei dir abhole?« Susan war derart knapp dran, dass sie nicht einmal den Motor des Autos abgestellt hatte, als sie das Haus betrat.

»Aber ja doch! Es ist mir eine große Freude, Little May bei uns zu haben«, jubelte Ellen und nahm auch gleich die Tasche entgegen, die Susan in Windeseile für ihre Tochter gepackt hatte. »Wir werden viel Spaß zusammen haben.«

»Oh, ich dank dir, Ellen. Wie kann ich dir das jemals wiedergutmachen? Was würde ich nur ohne dich tun?«

»Das versteht sich doch von selbst«, sagte Ellen und nahm Little May auf den Arm. »Ich hoffe, du magst Kartoffelbrei. Das Essen ist gleich fertig.«

»Tausend Dank nochmals. Bis heute Abend … tschüss, meine Kleine«, verabschiedete sich Susan rasch. Dann brauste sie davon.

Nicht einmal Zeit für eine gute Tasse Tee hatte Susan mitgebracht.

»Bis später …«, rief ihr Ellen noch hinterher und blieb so lange vor der Haustür stehen, bis Susan nicht mehr zu sehen war. Dann ging sie zurück ins Haus.

»Kommt denn Paps heute pünktlich aus dem Büro?«, wollte Mark wissen und verschwand mit dem kleinen Gast in Richtung Wohnzimmer.

»Ich denke schon. Jedenfalls hat er mir nichts anderes gesagt. Gibt es denn was Dringendes?«

»Och nö … wollte es nur wissen.«

»Deckst du bitte den Tisch für uns ein? Little May wird auch mitessen. Also bitte fünf Gedecke, ja?«

»Geht klar, Mom!«

»Danke!«

Nach einer weiteren viertel Stunde stand auch schon das Essen auf dem Tisch, und Adam kam gerade noch rechtzeitig nach Hause, um mit ihnen zu essen. Es gab, wie bereits angekündigt, Kartoffelbrei; dazu Erbsen und Möhrengemüse sowie ein Tofuragout.

An diesem Abend war Adam relativ geschafft von dem langen Arbeitstag, und deshalb wollte er nach dem Essen am liebsten nur noch vor dem Fernseher verbringen.

»Heute bloß keine Computer mehr«, meinte Adam und erzählte ansatzweise von seinem schweren Arbeitstag. Doch weil ihm ohnehin niemand besonders Gehör schenkte, war das Gespräch schnell wieder verhallt. Michael wollte jedoch unbedingt erzählen, wie stolz er auf seine Mutter war, die doch tatsächlich ohne weitere Hilfe das Internet und den Chat für sich eroberte – als hätte sie nie etwas anderes getan.

»Das ist ja toll! Herzlich willkommen im Club der Chatter!«

»Michael, hast du denn schon mit deinem Freund gechattet, dass er kommen darf?« Adam wollte diese Frage unbedingt mit einem »Ja« in seinem Kalender vermerken. Sonst würde er vor lauter Arbeit wohl noch vergessen, dass sie einen Gast über den Sommer beherbergten.

»Noch nicht, mach ich aber heute Abend noch. Wir haben lieber Mom in der Küche geholfen …«

»Ist das wahr, Ellen? Die Jungs haben dir freiwillig geholfen, und du konntest sie wirklich vom PC losreißen?«

»Was ist ein PC?«, fragte Little May dazwischen und kaute aufgeregt auf einem Tofustück herum.

»Ein PC ist ein Computer, Little May, eine Art elektronischer Schreibmaschine. Ihr habt doch bestimmt auch einen Computer zu Hause …«

»Weiß nicht!?«

»Na ja, wenn du erst einmal älter bist, wirst du nicht umhinkommen, dich mit Computern anzufreunden.«

»Mich hat er jedenfalls gefesselt«, meinte Ellen jäh. »Hätte ich früher schon gewusst, dass das Internet und der Chat so einfach zu bedienen sind, ich wäre wohl nicht so lange abweisend gegenüber diesen Dingern gewesen.«

»Siehst du, war doch gar nicht so schwer …«

»… schnell, Kinder. Räumt bitte den Esstisch ab und helft mir noch beim Abwasch. Dann können wir chatten gehen.«

»Wie ich sehe, hast du die Jungs voll im Griff. Das ist gut. Ich werde im Wohnzimmer bleiben und euch mal machen lassen. Little May hat bestimmt Lust, mit mir ein wenig fernzusehen«, sagte Adam verblüfft, und das Mädchen nickte zufrieden.

Der Nachtisch fiel heute ausnahmsweise zu Gunsten des Computers aus. Dafür sollte es morgen eine doppelte Portion Hokie-Pokie-Eis (die Lieblingssorte der Familie) geben. Ein guter Kompromiss, wie Ellen fand. Ellen versprach den Kindern, dass sie auch gleich nach der Internet- und Chat-Lektion den PC für den Rest des Abends für sich haben durften. Adam war ohnehin viel zu müde, um den Computer in Beschlag zu nehmen. Michael leistete seinem Vater Gesellschaft vor dem Fernseher, da gerade die News übertragen wurden. Er wollte dann später mit seinem Freund ausgiebig chatten, der übrigens in Auckland wohnte.

Die beiden hatten sich vor zwei Jahren in einem gemeinsamen Urlaub in Roturua kennen gelernt. Seitdem war so gut wie kein Tag vergangen, an dem die beiden nicht miteinander gechattet hatten. In den letzten Sommerferien hatte Michael seinen Freund in Auckland besucht, der dort mit seinem Vater auf einem Hausboot lebt. Nun war der Gegenbesuch geplant. Da kamen die anstehenden Ferien gerade recht. Und obwohl sich die beiden fast jeden Abend im Chat trafen, hatten sie einander trotz allem noch viel zu erzählen, wenn sie sich dann real trafen. Eine tolle Freundschaft war daraus entstanden. Denn die Greens wohnten relativ weit draußen, und so waren Besuche von Freunden eher eine Ausnahme.

Ellen brannte regelrecht vor Tatendrang und wollte nun endlich ihr Chat-Profil erstellen. Dazu verschwanden Mark und sie nach oben, in das elterliche Schlafzimmer, wo der neue Freund bereits wartete – er war nur auf Stand-by. Routinemäßig fuhr Mark den PC wieder hoch und Ellen nahm ihren Spross auf den Schoß. Noch ein Jahr, und Mark würde dafür zu groß und auch zu schwer sein, dachte Ellen. Doch jetzt genoss es

Mark noch in vollen Zügen, von seiner Mutter so betüttelt zu werden. Er klickte einige WINDOWS-Applikationen weg, sodass sie nicht allzu lang warten mussten, ins Internet durchzustarten.

»Darf ich denn zuvor noch schnell meine E-Mails abrufen?«, fragte Mark und gab – ohne eine Antwort abzuwarten – bereits die entsprechende Adresse ins Browser-Fenster ein.

»Natürlich darfst du das. Sag mal, brauch ich denn nicht auch eine solche E-Mail-Adresse … fürs Chatten?«, fragte Ellen, da sie sich erinnern konnte, etwas über »web-basierende E-Mails« im Büchlein gelesen zu haben. Eine extra E-Mail-Adresse nur fürs Chatten!

»Warum eigentlich auch nicht«, meinte Mark und öffnete sein eigenes E-Mail-Postfach. »Du brauchst zwar keine für den Chat beim Online Magazin, aber bei anderen Chats ist meist eine nötig. Dann kannst du dir auch Dinge schicken lassen.«

»Was für Dinge denn? Was meinst du?«

»Nun, wenn du jemandem z.B. ein Bild von dir schicken willst oder auch nur ein PDF- oder Word-Dokument … da ist eine E-Mail für erforderlich … so fertig, habe keine neue Post. Willst du denn gleich eine eigene einrichten, wenn wir schon mal da sind?«

»Oh ja, wenn du mir zeigst, wie das geht!«

»Hier kannst du dich anmelden, Mom. In der Zwischenzeit hol ich uns mal was zum Trinken. Willst du Saft oder Wasser?«

»Hhmm … Saft wäre passend …«

Mark rutschte vom Schoß seiner Mutter und ging in die Küche. Diese Zeit nutzte Ellen, sich einen E-Mail-Account einzurichten. Das war ähnlich einfach wie schon das Registrieren beim Chat. Auch hier blieb sie ihrem Namen treu, den sie fortan im Internet nutzen und vorerst niemandem aus der Familie mitteilen wollte. Denn es konnte ja auch gut möglich sein, dass sich ein Nachbar im Chat aufhielt, und Ellen wollte nicht gleich bei allen dafür bekannt sein, dass sie nun ihre Zeit im Netz verbrachte. Auf gar keinen Fall zu viel über sich selbst verraten, erinnerte sich Ellen. Wer weiß, wer weiß!?!

Mit der Einrichtung einer eigenen E-Mail-Adresse hatte es jedenfalls auf Anhieb ge-klappt. Wegen der Einfachheit wählte Ellen auch hier das gleiche Passwort (obwohl unterschiedliche mehr zu empfehlen sind!). Somit wurde ihre geheime Zahlen- und Buchstabenkombination zu ihrem persönlichen Internet-Schlüssel. Später am Abend wollte sie dann noch Adam darum bitten, ihr einen eigenen Desktopbereich einzu-richten, so wie auch Mark und Michael jeweils einen hatten. Denn sie hatte von den

Jungs erfahren, dass es nichts Wichtigeres gab als die eigene Privatsphäre – auch am Computer und vor allem erst recht im Internet. Zudem hatte ein eigener Desktop auch noch den Vorteil, dass sie als »eingeschränkte Nutzerin« des PCs keine »Schädlinge« aus dem Internet einschleppen würde – insbesondere keine SPY-Programme, Trojaner oder sonstigen Mist, die alle im Hintergrund aktiv werden könnten. Nicht so bei eingeschränkter Nutzung!!

Mit zwei Saftgläsern in den Händen kam Mark aus der Küche zurück ins Schlafzimmer. Er stellte die Gläser auf dem Tisch ab und nahm anschließend wieder auf dem Schoß seiner Mutter Platz.

»Hast du nun eine eigene E-Mail-Addy?«

»Ja, habe ich! Das war gar nicht schwer …«

»Siehst du, Mom, alles halb so schlimm!«

»Lass uns jetzt aber chatten gehen, ja …«

»Klaro!«

Schnell war die Adresse im Browser-Fenster aufgerufen, da sich diese bereits im Internet-Cache (dem Zwischenspeicher) befand. Und der Chat war zweifelsohne eine oft angeklickte Seite in diesem Haus – nun auch von Ellen.

»Warte … Mom … lass uns erst mit meinem Nick in den Chat gehen, da ich ohnehin noch etwas an meinem Profil ändern will. Da kannst du auch gleich sehen, wie das geht.«

Der Hauptgrund für Mark war allerdings, dass er vermeiden wollte, womöglich unter »mom_of_2« oder sonst einem typischen »Mama-Namen« in den Chat zu gehen. Das wäre ihm doch etwas unangenehm gewesen … na, wenn der mal wüsste!

»Nick? Ist das dein Chatname?«

»Aber nein, Mom! Nick sagt man zu den User-Namen, Nickname eben …«

»Und wie nennst du dich im Chat?«

»Meist ›markyboy007‹, sofern der Nick noch zu haben ist. Hier heiße ich jedenfalls so. Doch oft ist der Nick schon vergeben, dann weiche ich meist auf ›markbond007‹ aus.«

»Der passt gut zu dir«, lächelte Ellen und nippte an ihrem Saftglas. »Der sagt alles über dich aus … und lässt sich auch prima abkürzen. Zudem gibst du nichts Persönliches von dir raus, was mich, ehrlich gesagt, beruhigt. Ich habe feststellen müssen, dass im Chat viele Worte abgekürzt werden …«

»Ja, das stimmt! Allerdings, die meisten Freunde nennen mich nur ›007‹, andere wiederum ›marky007‹ oder auch nur ›boy007‹, was mir aber nicht so gut gefällt. Ich lasse aber alles gelten.«

»Hast clevererweise gleich dein Hobby mit in den Nick gepackt. Somit weiß jeder, dass du James-Bond-Filme magst, dass du ein Junge bist und Mark heißt.«

»Genau deshalb möchte ich ja mein Profil ändern, da sich mein Ranking der Lieblingsfilme geändert hat. Mein Lieblings-007 ist jetzt ›Stirb an einem anderen Tag …‹.«

»Lass mich raten, ein Ranking ist so was wie deine Top-Ten, oder?«

»Richtig, Mom! Rankings sind ziemlich beliebt im Netz. Du glaubst ja gar nicht, was für Rankings du im Netz finden kannst. Aber auch Votings (Polls) sind sehr beliebt … aber bloß NICHT im Chat!«

»Was meinst du damit?«

»Lass bloß nie die anderen in einem Chat über etwas abstimmen. Das hassen viele, weil dann die Texte viel zu schnell laufen und du dann den wichtigeren Dingen nicht mehr folgen kannst.«

»Verstehe!«

»Na ja, du hast von Paps ja dieses tolle Buch gekriegt, da steht alles Wissenswerte drin. Vor allem die absoluten No-No's! Halte dich besser an die, auch wenn viele meine, sie könnten sich alles in einem Chat erlauben. Aber dem ist nicht so! Doch viele begreifen nicht, dass ein Chat zum Quatschen da ist, nicht aber um QUATSCH zu machen …«

»Da bin ich aber beruhigt, dass du dich so gut auskennst. Denkt denn Michael genauso wie du? Hält er sich denn an die Regeln?«

»Aber ja, Mom! Wir wollen doch in erster Linie unseren Spaß haben und neue Leute kennen lernen. Dieser Chat hier ist ausgezeichnet … schau zu … jetzt öffne ich mein Chat-Profil.«

Mark hatte sich bei der Erstellung seines Profils enorm viel Mühe gegeben. Neben seinen vielfältigen Hobbys und Freizeitaktivitäten hatte er auch jene besagte Rankings ins Netz gestellt. Dadurch konnte jeder im Chat erfahren, welchen Songs er derzeit am liebsten lauschte, was sein neuestes Konsolen- oder PC-Spiel war und sogar welcher James-Bond-Streifen gerade bei ihm angesagt war. Doch es gab auch ein kleines Gedicht zu lesen, und vor allem seine Wünsche und was er vom jeweiligen Chat-Partner forderte: »Du solltest auf alle Fälle nicht wesentlich älter sein als 14 Jahre, gleiche Interessen und Hobbys haben und Lust auf eine tolle (Chat-)Freundschaft. Bitte keine Älteren, Spinner oder sonstige Fakes …« Zudem zierte sein aussagekräftiges Profil ein kleines AVATAR. Es war sein Lieblingscharakter, Vorbild und Held: James Bond!

»Du hast dir aber reichlich Mühe gegeben. Da schau an! Stellen sich die anderen denn auch so ausführlich vor?« Ellen war sichtbar überrascht von ihrem Sohn.

»Ich wünschte, es wäre so. Manche stellen nicht mal drei oder vier Zeilen von sich rein, wundern sich dann allerdings, warum keiner mit ihnen chatten will …«

»Suchst du dir deine Chat-Freunde nach deren Profilen aus?«

»In aller Regel schon … es sei denn, jemand kann gut chatten und gibt mir somit einiges von sich preis. Spinner und jene, die mich belügen wollen, rieche ich schon von Weitem. Ich mag keine, die nichts von sich verraten. Oft sind das nur FAKES!«

»Fakes?«

»Das sind Leute, die vorgeben, jemand oder etwas zu sein, was sie gar nicht sind. Die schwindeln oft auch bei ihrem Alter oder wollen was ›Komisches‹ von dir. Die ignoriere ich dann aber immer sofort. Das ist der beste Schutz. Verschaukeln kann ich mich nämlich selbst!«

»Verstehe! Was sollte ich deiner Meinung nach in mein Profil schreiben, damit ich für andere interessant werde?«

»Nun, vielleicht deinen richtigen Vornamen und dein Alter, wenn du dies nicht schon mit deinem Nick verrätst. Auf keinen Fall solltest du aber deinen Nachnamen preisgeben oder schlimmer noch: einen Hinweis darauf, wo wir wohnen. Gebe niemals unseren genauen Wohnort heraus und auch nicht die Telefonnummer. Es sei denn, du willst, dass wir Wildfremde vor der Tür stehen haben«, lächelte Mark und beendete die Änderungen an seinem Profil.

»Du kennst dich aber ganz schön gut mit dem Chat aus, was?«

»Michael hat mir all das beigebracht. Die hatten das Buch, was du jetzt auch hast, mal im Unterricht durchgenommen.«

»Hattest du denn auch schon mal schlechte Erfahrungen in einem Chat? Mir scheint, dass dein Bruder nicht gerade darüber sprechen wollte.«

»Nun, wer hat die nicht! Ich weiß aber von Michael, dass er sich zwei Profile und Nicks angelegt hat. Den einen nutzt er, wenn er mit seinen Freunden chattet, den anderen nutzt er, wenn er gezielt neue Leute kennen lernen will. Doch zum Glück gibt's da ja auch immer noch das ›X‹! Wenn mal alles ›komisch‹ wird, dann schließe ich einfach den Chat komplett – und gut ist's! Das versteht dann jeder!«

»Ich glaube, bei euch beiden muss ich mir keine Sorgen machen. Ihr wisst euch zu schützen. Das ist gut! Für mein Profil hab ich jetzt auch eine Idee …«

»Warte …«, meinte Mark, »ich werde mich ausloggen. Dann kannst du auch schon loslegen und dein Profil schreiben. So, fertig! Jetzt kannst du dich einloggen!«

»Danke! Holst du uns bitte noch mal einen Saft?« Ellen wollte noch immer nicht ihren eigenen Nick verraten. Wer weiß, wozu das noch gut sein konnte ;-)

»Logisch! Wieder einen O-Saft, Mom?«

»Ja, gerne! Danke schön!«

Die wenigen Minuten, in denen Ellen alleine war, nutzte sie, um erste Zeilen in ihr Profil zu schreiben. Gleich morgen wollte sie sich dann näher damit beschäftigen. Ihr Chat-Profil sollte etwas ganz Besonderes werden. Eine Einladung und Visitenkarte zugleich. Ellen hatte einen tollen Plan, einen gar vorzüglichen Plan. Schließlich war sie nicht umsonst madame_butterfly! Das verpflichtete sie irgendwie, in diese neue Rolle zu schlüpfen. Nach den ersten raschen Einträgen loggte sie sich wieder aus, da sie Schritte nach oben kommen hörte. Es waren Mark und Michael, die nun, wie es versprochen war, den PC in Besitz nehmen wollten. Michael drängte darauf, der Erste sein zu dürfen, da er noch seinen Freund erreichen wollte, um mit ihm alles Weitere für die Ferien zu bereden. Die Brüder einigten sich. Michaels Freund musste immer in ein Internet-Café gehen, um chatten zu können. Auf dem Hausboot war das nicht möglich. Lange zuvor hatten sich die beiden bereits im Chat darüber unterhalten, was sie in den Ferien machen wollten.

Ellen verließ den Raum und überließ den Jungs das Feld – mit einem guten Gefühl im Bauch. Sicher konnten die beiden es nicht leiden, wenn man ihnen beim Chatten auf die Finger sah. Michael übernahm sofort den Stuhl und Mark legte sich auf das große elterliche Bett und las in einem Spielemagazin. Die Tastatur klapperte. Michael konnte inzwischen mit zehn Fingern schreiben. Schnell war er im Chat eingeloggt. Dazu nutzte er seinen Standard-Nick: pepsikid15!

Im Chat tummelten sich bereits über 50 User und bestimmt würden in weniger als einer halben Stunde weitaus mehr online sein. Wahrscheinlich an die 100! Michaels Nick erschien auf dem Chat-Dialog. Jetzt wussten alle, dass auch er online war. Mit einem flüchtigen »Hi @ ALL!« begrüßte er die anderen. Sein Freund war allerdings noch nicht zu sehen. Zügig überflog Michael die Spalte der Nicknames. Einige neue Personen mussten sich wohl angemeldet haben, da es viele neue Nicks zu bestaunen gab. Michael kicherte bei dem ein oder anderen und las sie dann seinem Bruder laut vor. Das war immer ein riesen Spaß!

»Wie kann man sich nur ›super_gal_13‹ nennen? Oder hier … hier ist noch so einer … ›luv_gravy‹ … yuck!«

»Ist denn dein Freund schon online?«

»Nein, noch nicht! Aber der wird sicher gleich kommen.«

»Spät genug isses ja!«

»Oh, gerade sind 5 weitere online gegangen … hhmm … halt dich fest … ›uranus_0815‹, ›chatmausi14‹ … ah … endlich! Mein Freund ist da!«

»Sag ihm liebe Grüße von mir.«

»Okay!«

Jetzt gab es kein Halten mehr. Michael klickte auf den Nick seines Freundes und ein privater Chat nahm seinen Lauf. Nur selten hatten sich die beiden noch im öffentlichen Chat unterhalten, da ihre Unterhaltungen immer persönlicher wurden. Das wollten sie mit keinem teilen. Dafür wären ihre Gespräche viel zu »intim« gewesen.

»Hi, Chess, wie geht's altes Haus?

»Supi! Bin nur spät dran.«

»nice 2 c u, chess.«

»u 2, peps, ltnc.«

»Gestern ging leider nicht. DOPC!«

»c+g, sup?«

»Gute Neuigkeiten. Darfst in den Ferien kommen.«

»_O-)«

»Jepp, dann können wir auch tauchen gehen.«

Ein jeder, der diese Konversation am Bildschirm mitverfolgte, konnte kaum folgen, geschweige denn, etwas verstehen (lesen), denn die beiden waren sehr geübt darin, jede Menge Acronyme und Smileys einzusetzen. Somit machte es Michael auch nicht allzu viel aus, dass Mark des Öfteren einen Blick auf den Monitor warf, um von seinem Bruder zu lernen. Mark war noch nicht so weit, dass er alle gängigen Abkürzungen und Emoticons verstand. Doch früh übt sich, wer ein Meister sein will!

»Auch 1 Hallo an lil-bros.«

»thx!«

»Warte … da will jemand mit mir chatten …«

»MORF?«

»F!«

»F?«

»M?!?«

»Die Anja!«

»Du meinst der Typ …?«

»Ja, dieser Maluck eben!«

Ach, wie sehr Michael doch diese Fakes im Chat hasste! Seit ein paar Tagen wurde er des Öfteren von einer gewissen Anja angesprochen, ob er nicht Lust auf einen »heißen Chat« hätte. Anfangs war das ja auch noch lustig. Doch als diese Anja gleich nach wenigen Sätzen ein Foto von ihm haben wollte – und zwar eins, auf dem er mit nacktem Oberkörper posieren sollte, oder gar mehr –, wurde er skeptisch und schaute sich deren Profil genauer an. Eine kleine Internetrecherche genügte, und Michael fand sehr schnell heraus, dass sich hinter dieser Anja (angeblich ein 14-jähriges Mädchen) ein erwachsener Mann verbarg. Wie peinlich! Doch nicht etwa für Michael, sondern für diesen Typen, über den bereits in Foren heftigst diskutiert wurde. Dieser Typ war mit dieser »Mädchen-Masche« vor allem in Chats unterwegs, wo überwiegend Jugendliche chatteten. Und als vermeintliches Mädchen versuchte er, an Bilder der Jungs zu kommen. Das war zudem kein Einzelfall! Es kam immer wieder mal vor, dass solche Männer unterwegs waren – zu welchem Zweck auch immer!

Da heißt es VORSICHTIG sein, wenn ein kesses Mädchen gleich ins Eingemachte geht! Michael hatte bereits ein Gespür für solche. Fakes waren meist mit immer der gleichen Masche unterwegs, und die Foren quollen nur so über vor Warnungen, Nicks und Outings. Daher gab es von Michael auch nur eine sehr knappe Antwort darauf, als Anja erneut fragte, ob sie ein »heißes Pix« von ihm haben könnte; und zwar direkt im offenen Chat-Raum, nicht etwa im privaten – sichtbar für alle anderen, einschließlich dem Host der Seite:

»ACHTUNG! Anja ist wieder unterwegs! Wir wissen, dass du kein Mädchen bist. Keiner hat Interesse an deinem Schmuddelkram!«

Natürlich hätte Michael sich auch auf ein Gespräch mit »ihr« einlassen können, ihr etwas schreiben, wie: »He, versuch's mal mit 'ner kalten Dusche!« Doch dadurch hätte sich Michael nur noch interessanter für diesen Chatter gemacht. Darauf fahren manche erst so richtig ab, wenn sie Kontra bekommen. Einfacher ist es da, die Leute vor allen anderen bloßzustellen. Dann verziehen die sich von selbst!

Es dauerte auch gar nicht mehr allzu lange und Michael konnte beobachten, wie dieser »Schund« aus dem Chat getilgt wurde. Erst ignoriert von den meisten anderen, wurde »Anja« dann vom Host persönlich verbannt – mit der Konsequenz, dass dieser Typ auf Lebzeiten in diesem CHAT gesperrt wurde. Hoffen wir nur, dass dieser seine IP nicht so schnell ändert!

Doch ohnehin war Michael recht vorsichtig, wer ihn im Chat ansprach und was derjenige von ihm wollte. Von Freunden in der Schule hatte Michael erfahren, dass es noch wesentlich unangenehmere Chat-Räume gab, mit drastischen Ergebnissen, die die Medien füllten. Aber leider wurden (und werden) nicht alle Chat-Räume derart gut gehostet wie der, den Michael bevorzugt benutzte. Michael konnte seinen Schulfreunden, aber auch seinem jüngeren Bruder nur raten, einfach vom »X« Gebrauch zu machen, wenn alles Weitere nicht helfen sollte, und den Chat letztendlich zu schließen, wenn das Ignorieren nichts mehr half!! Das ist dann immer noch besser, als sich zweifelhafte Angebote anzuhören oder gar auf eindeutige Fragen zu antworten! Nicht selten ist die Zahl in einem Nick nicht das entsprechende Alter eines Chatters. Das hatte Michael schon sehr früh erkannt. So viele »heiße« junge Mädchen (aber auch Jungs) konnte es einfach nicht geben. Daher machte er schon seit geraumer Zeit einen großen Bogen um diese Gruppe von Chattern. Und nur wer ein astreines Profil vorweisen konnte, kam überhaupt noch in den Genuss, von Michael angesprochen zu werden bzw. eine Antwort zu bekommen. Das war eine ganz klare Regel für ihn, und auch Mark hielt sich strikt daran. Somit war der Chat safe! Jetzt aber schnell wieder zurück zum Dialog zwischen den beiden Freunden.

»Isse wech?«

»Jepp!«

»Gut so!«

»BTW: werden uns 3 Wochen reichen?«

»Warum denn nur 3, sind doch 6 Wochen Ferien?«

»Granny kommt nach der 3ten. Paps meint, dass 3 Wochen genug sind.«

»Besser als nichts. Freue mich schon riesig, dich wieder zu sehen. :o)«

»I2, :-o)«

»Sag mal, bringste deine eigene Ausrüstung mit?«

Und da sich die beiden noch sehr viel zu erzählen hatten, loggen wir uns hier besser aus. Denn nichts ist wichtiger als die eigene Privatsphäre, und die wollen wir auch den beiden gönnen ;-)

Außerdem würde deren gesamter Chat-Dialog mehrere Seiten füllen. Größtenteils Nonsens, aber auch gezielte Fragen für den anstehenden Besuch, die Unterbringung … und sogar über das Essen wurde diskutiert. Was unterm Strich davon übrig blieb, erfahrt ihr ohnehin auf den nächsten Seiten. Chats können manchmal wirklich lange dauern. Besonders dann, wenn man tatenlos auf dem Bett liegt und seinem pubertären Bruder beim Chatten zuschauen muss. Selbst aktiv zu werden war da schon spannender!

»Jetzt bin aber ich dran«, quengelte Mark, der geduldig über eine Stunde gewartet und das Spielemagazin bereits doppelt gelesen hatte.

»Okay! Will mich nur noch schnell verabschieden.«

»CUL8R!«

»HANN«

»cu, bye!«

»bye!«

»Alles klar! Jetzt kannst du an den PC. Danke, dass du so lange gewartet hast. Aber ich hatte wirklich eine Menge zu bereden. Die Ferien kommen ja schon bald …«

»Da können wir nur froh sein, dass Paps heute nicht noch an den PC muss. Der scheint ziemlich erschöpft zu sein. War sicher ein harter Tag für ihn.«

»Bestimmt! Also dann, ich werde mal nach unten zu den anderen gehen. Bring den PC aber nicht wieder zum Absturz. Du weißt, Paps hasst das wie die Pest.«

»Ja, ja!« Mark war ausgerechnet immer dann am PC gewesen, wenn dieser abstürzte; auch wenn die Abstürze nicht zwingend an ihm gelegen hatten. Er musste sie allerdings oft ausbaden. Sein Bruder zog sich dann meist still und heimlich aus der Affäre, denn der Ärger war dann groß. Doch an diesem Abend blieb das System stabil. Ellen und Adam spielten mit Little May das Brettspiel »Trick or Treat«, und Michael schloss sich diesem vergnüglichen Spiel an. Er berichtete dabei seinen Eltern, dass mit seinem Freund soweit alles besprochen war, für die tollen gemeinsamen Ferienwochen, und dass er sogar seine eigene Taucherausrüstung zum Schnorcheln mitbringen wollte. Dieses Hobby teilten nicht nur Michael und sein Freund, sondern auch Adam war ein begeisterter Taucher und freute sich daher schon sehr auf den Gast. Sie wohnten nicht allzu weit entfernt von einer wirklich guten Stelle zum Schnorcheln und Adam plante bereits eine Überraschung für die Jungs …

Fast auf die Minute genau holte Susan ihre Tochter wieder ab, die beim Spielen ganze drei Mal hintereinander gewann. Es war ein schöner Abend gewesen; die allerdings von nun an immer seltener werden sollten. Michael ging bereits immer öfters seine eigenen Wege, übernachtete häufig bei Freunden in der Stadt und teilte nur noch wenige gemeinsame Interessen mit seinem jüngeren Bruder, der oft allein zu Hause bleiben musste. Und schon am nächsten Tag nahm etwas ganz Merkwürdiges seinen Lauf, womit niemand aus der Familie gerechnet hatte. Ellen entdeckte eine neue Leidenschaft – im wahrsten Sinne des Wortes. Denn kaum waren ihre Kinder aus dem Haus und ihr Mann zur Arbeit gefahren, ließ Ellen auch schon alles stehen und liegen und setzte sich zu ihrem neuen Freund – dem Computer! Ziemlich selbstbewusst machte sich Ellen daran, ihr Chat-Profil mit Informationen zu füllen. Bereits den ganzen gestrigen Abend hatte sie daran denken müssen, wie sie nun den anderen Chattern entgegentreten wollte.

Wahrscheinlich hatte sie daher stets gegen Little May und ihren Sohn im Spiel verloren, obwohl sie in der Vergangenheit meist als Siegerin hervorgegangen war. Ihre gesamte Konzentration drehte sich nur noch um die all entscheidenden Zeilen, die für Ellen mehr bedeuteten als für die meisten User eines Chats. Seit Jahren war sie nur noch Hausfrau und Mutter gewesen, obwohl sie ein großes Verlangen danach hatte, selbst eine berufliche Karriere anzustreben. Doch dann kamen ihre beiden Söhne zur Welt, sie kauften das Haus am Meer, das sie völlig in Beschlag nahm … Ellen wusste nur zu gut, dass sie nun ihre Chance beim Schopfe packen musste. Sie hatte schließlich mehrere Semester Psychologie studiert und wollte eigentlich in die Ehe- und Partnerberatung gehen, damals, vor den Kindern und vor dem großen Haus. Den ganzen Morgen lang hatte sie daher nach den richtigen Sätzen gesucht und auch gestern Abend waren bereits erste Zeilen auf einem Schmierzettel entstanden. Adam hatte wohl gedacht, Ellen würde sich eine Einkaufsliste machen, doch diese Aufgaben und Pflichten traten plötzlich in den Hintergrund.

Ellen loggte sich im Chat ein und machte sich zugleich daran, ihr Chat-Profil mit den Ideen zu füllen. Dabei beachtete sie selbstverständlich auch alle Hinweise, die ihr ihre Söhne sowie das Büchlein mit auf den Weg gegeben hatten: Auf gar keinen Fall zu viel persönliche Daten herausgeben. Und natürlich auch keine genaueren Angaben über den Wohnort. So schrieb Ellen in ihr Profil:

»Herzlich willkommen auf meinem Chat-Profil und vielen Dank, dass du dir es durchlesen willst – hoffentlich auch bis zum Schluss. Ich heiße Ellen, bin 38 Jahre jung und wohne im Großraum Christchurch/Canterbury, auf der Südinsel von Neuseeland. Ich habe zwei zauberhafte Söhne von 11 und 15 Jahren sowie einen treuen Ehemann, Adam (42 Jahre), der viel mit Computern zu tun hat. Wir wohnen in einem wunderschönen Haus direkt am Meer, und ich habe erst vor kurzem Zugang zu diesem Medium »Chat« gefunden. Allerdings gefällt mir das Chatten so sehr, dass ich nun versuchen möchte, auf diesem Weg neue Menschen kennen zu lernen. Ich habe viele Hobbys, die sich jedoch meist um den Haushalt drehen. Ich koche leidenschaftlich gern und jedes Wochenende backe ich einen Kuchen oder kleineres Gebäck. Rezeptaustausch ist erwünscht! Außerdem stricke ich oft oder bastle mit den unterschiedlichsten Materialien. Seit einiger Zeit male ich auch Aquarelle. Ich habe nach dem Abitur Psychologie studiert und wollte eigentlich ein Beratungsinstitut in Partnerangelegenheiten eröffnen. Doch wie das Leben so spielt, habe ich mich statt dessen für eine Familie entschieden, was ich aber niemals bereut habe. Meine Familie gibt mir Kraft. Ihr könnt mich von nun täglich in den Morgenstunden von 9–11 Uhr hier im Chat antreffen. Ich freue mich schon sehr darauf, interessante Gespräche mit euch zu führen! Eure madame_butterfly!«

So, das sollte fürs Erste reichen, dachte Ellen und speicherte die Änderungen ab. Danach ging sie in die Küche und machte sich einen Tee, bevor sie dann ein wenig chatten wollte. Der Computer wartete auf Ellen, da sie diesen nicht heruntergefahren hatte.

Nach etwa fünf Minuten kam Ellen mit ihrer Lieblingstasse (darauf war ein großer und zahlreiche kleinere Schmetterlinge abgebildet) zurück ins Schlafzimmer. Sie war erstaunt, gleich zwei extra Fenster für einen privaten Chat auf dem Monitor zu sehen. Das eine Fenster war von CHCH_34_F eröffnet worden und fragte Ellen, aus welchem Ortsteil sie denn käme. Den zweiten privaten Chat hatte Peter_42_chch eröffnet, mit dem Ellen ja schon gestern eine ganze Weile gechattet hatte. Zu der Frage von CHCH_34_F antwortete Ellen:

»Hallo Unbekannte aus CHCH. Ich wohne etwa 7 Kilometer vom Stadtzentrum entfernt.« CHCH ist übrigens die Abkürzung für Christchurch!

Gleich darauf warf Ellen einen Blick auf das Profil dieser Person und erfuhr, dass sich hinter diesem einfallslosen Nick eine Mutter von einem Sohn und zwei Töchtern verbarg, die allein erziehend war und auf diesem Wege neue Leute kennen lernen wollte. Für gemeinsame Unternehmungen mit anderen Müttern rund um Christchurch, da nicht mobil.

»Na, biste noch da?«, fragte Peter_42_chch, und Ellen widmete sich nun diesem Fenster.

»Hallo Peter! Habe inzwischen ein Profil. Schon gelesen?«

»Ja, ich lese es grad … ein sehr interessantes Profil.«

»thx!« Ellen versuchte erstmals Acronyms beim Chatten einzusetzen. Die ganze Nacht waren ihr diese nicht mehr aus dem Kopf gegangen.

»Dadurch kann man sich gleich ein viel besseres Bild von dir machen ;-)«

»Dein Profil ist aber auch nicht schlecht. Zwar kurz, aber alles drin, was man wissen muss. Wie lange wirst du denn noch krank sein und nicht unterrichten können?«

»Wohl noch 2 Wochen. Der Chat ist für mich ein guter Zeitvertreib.«

»Warum bist du gestern so schnell aus dem Chat verschwunden?«

»MOOF!«

»MOOF?«

»Meine Internetverbindung brach zusammen. Ich werde wohl erst mal nicht so viele chattypische Acronyms verwenden … Ich surfe nur mit einem lahmen 28K-Modem.«

»Nein, nutze ruhig diese Fachausdrücke und Abk., die muss ich ohnehin lernen, um besser und vor allem schneller chatten zu können. Ich surfe mit DSL.«

»Du Glückliche!«

Das Fensterchen von CHCH_34_F meldete sich wieder:

»bbiaf …«

»Heute Abend werde ich mir mal die ganzen Kapitel über diese Abkürzungen und Emoticons vornehmen«, antwortete Ellen in das Fenster von Peter_42_chch.

»Oh, du hast ein Buch über das Chatten?«

»:-) ohne dieses Buch wäre ich wahrscheinlich nie auf die Idee gekommen zu chatten. Mein Mann hat's mir besorgt!«

»;o«

»… das Buch natürlich, *schäm*«, tippte Ellen sofort danach ein, als sie ihren letzten Eintrag Korrektur gelesen hatte und die Zweideutigkeit ihrer Worte herauslas.

»Habe auch nichts anderes von dir gedacht ;-)«

»Komme schon gut zurecht. Allerdings wundere ich mich darüber, dass im eigentlichen Chat-Raum kaum gesprochen wird.«

»Nun, morgens wird hier fast nur privat gechattet. Es gibt auch so manchen ›Ghost‹ im Chat, von denen du nie einen Ton hörst.«

»Davon hab ich schon gelesen. Warum kommen die dann erst in einen Chat?«

»Die erfreuen sich an dem, was andere sich zu erzählen haben. Deshalb chatten die meisten auch nur ›privat‹. Abends wird dann auch zum größten Teil öffentlich gechattet. Du solltest unbedingt auch mal abends online sein, dann siehst du den Unterschied.«

»Da sind meine Jungs meist online. Glaub nicht, dass die begeistert wären, wenn ich ihre Chat-Zeiten einschränken würde.«

»Ach ja, deine Kinder … jedenfalls schön, dich jetzt öfters am Vormittag hier zu sehen.«

»Ja, werde wohl von nun an täglich online sein. Soweit meine Hausarbeit nicht darunter leidet :-(«

»Schön! Muss jetzt leider raus. CUL8R«

Der Host des Chats betrat gerade den Chat.

»Bye!«

Das Fenster von Peter_42_chch schloss sich wieder und Ellen warf einen genaueren Blick auf die anwesenden Chatter. Seitdem der Host in den Chat gekommen war, hatte sich die Liste der Chatter reduziert.

Es war aber noch immer das Fenster von CHCH_34_F offen, wo sich allerdings nicht allzu viel tat. Ellen schlug im Buch nach, um zu sehen, was »bbiaf« bedeutete: »Be back in a few!«

Ellen schrieb in das Fenster: »Wenn du chatten möchtest, bin noch etwa eine Stunde online.« Sie konnte kaum glauben, wie schnell die Zeit wieder verflogen war. Kaum online und die erste Stunde hatte sich wie Sand in ihrer Hand aufgelöst. Doch Ellen hatte sich fest vorgenommen, nicht länger als zwei Stunden vor dem Computer zu verbringen. Dafür schmälerte sie inzwischen die Zeit für ihre allmorgendliche Runde durch das Haus und die Zimmer. Für die Jungs sollte sich dies als Glücksfall erweisen, da ihre Zimmer drohten, im Chaos unterzugehen, und Ellen hasste nichts mehr als das!

Im Chat waren nun 36 Chatter und Ellen stellte anhand ihrer Profile fest, dass die Mehrzahl junge, meist allein erziehende Mütter waren, die einfach jemanden zum Quatschen suchten – so wie sie, musste sie sich eingestehen. Deshalb wollte Ellen in den nächsten Tagen damit beginnen, sich eine Liste zu erstellen, mit wem es sich lohnen würde, ein Gespräch aufzunehmen. Mit dieser CHCH_34_F offensichtlich nicht, da kaum eine Antwort von ihr zurückkam. Zwar hatte CHCH_34_F angedeutet, sie würde gleich wieder da sein, aber …

Auf einem Zettel notierte sich Ellen erste interessante Nicks, deren Profile sich allerdings stark ähnelten. Fast hatte Ellen den Eindruck, einige würden erst gar nichts Eigenes, sondern stattdessen lieber von anderen abschreiben und kopieren – so sehr glichen sie einander. Die aus dieser Masse herausstachen, schrieb sich Ellen jedoch auf. Sie wollte dann alle der Reihe nach durchgehen. Bestimmt war es möglich, ein paar neue Freundinnen zu finden, dachte Ellen, die den Kontakt zu ihren alten Schulkameraden fast gänzlich verloren hatte, als sie auf die Südinsel umgezogen war. Etwas Zeit blieb ihr noch. Sie probierte zwei der Nicks anzusprechen und schickte ihnen in etwa den gleichen Wortlaut:

»Hallo, hast du Lust auf einen guten Chat?«

Von Sweet_Angel_33 kam eine knappe Antwort zurück, die Ellen ein wenig verwunderte: »Sorry, chatte nur mit Männern!«

Doch warum hatte Sweet_Angel_33 das nicht explizit in ihrem Profil erwähnt? Dort hatte lediglich gestanden, dass sie verheiratet ist und nach Abwechslung suchte? Nach einem kurzen Augenblick verstand Ellen plötzlich, was hier vor sich ging.

Swett_Angel_33 suchte hier im Chat zwar Abwechslung, aber in einer Form, die Ellen zuvor nicht kannte. Der Engel entpuppte sich als Bengel, der trotz, dass er verheiratet war, nach Männerbekanntschaften Ausschau hielt. Ob ihr Mann davon wüsste? Für Ellen stürzte ein Weltbild in sich zusammen. Nie wäre sie auf die Idee gekommen, den Chat für derartige Aktivitäten zu missbrauchen. Doch es war nicht Ellens Aufgabe, hier den anderen zu sagen, wie sie sich verhalten sollten. Sie wunderte sich nur, was der Chat für Möglichkeiten bot. Und das ganz anonym und ohne Wissen des eigenen

Partners. Ellen versuchte sich auszumalen, wie viele Frauen in Neuseeland – ach, in der ganzen Welt – wohl ihre Männer betrügen würden mit einer Chat-Bekanntschaft, oder gar mehr … Hier bestand offenbar Handlungsbedarf, dachte Ellen, deren moralische Werte unerschütterlich waren. Sie wäre nie auf den Gedanken gekommen, den Chat dazu zu gebrauchen, ihrer Familie zu schaden, ihrem Mann fremdzugehen – und dies mit einem Flirt im Chat, einem virtuellen Flirt aus Bits und Bytes!

»Was treibt dich in den Chat?« stand plötzlich auf dem Monitor und riss Ellen aus ihrer Gedankenwelt. Endlich kam eine Reaktion auf ihre Anfrage bei CHCH_34_F, die sie fast schon weggedrückt hätte, nachdem keine Antwort mehr gekommen war.

»Bin noch neu hier. Will auf alle Fälle nette Menschen kennen lernen, zum Zeitvertreib eben«, schrieb Ellen und freute sich auf die späte Resonanz.

»Ein NEWBIE also! Willkommen im Club der einsamen Herzen, Schätzchen«, antwortete CHCH_34_F und brachte Ellen damit in Verlegenheit, da sie ganz bestimmt keinen Mann kennen lernen wollte, wie all die anderen Frauen hier im Chat. Es machte jedenfalls ganz den Eindruck, dass die Frauen nur aus einem einzigen Grund hier waren.

»Hast du denn schon Leute finden können für gemeinsame Unternehmungen? Vielleicht habe ich sogar Interesse.«

»Leider noch keinen Einzigen. Verehrer habe ich dafür aber schon reichlich. Doch ob die was taugen, will ich derzeit gar nicht wissen. Bin ziemlich deprimiert zurzeit … von meiner gesamten Situation …«

»Ach was, erzähl doch mal. Ich höre dir gerne zu.«

»Nun, es ist gar nicht so einfach, einen neuen Partner zu finden, wenn du drei Kinder hast, der's dann auch noch ehrlich mit dir meint. Getroffen hab ich mich schon mit vielen, doch die meisten haben einfach nicht die Wahrheit über sich gesagt, hier im Chat. Viele waren nur auf das Eine aus!«

»Das scheint mir mit das größte Problem im Chat zu sein, dass viele hier lügen, bis sich die Balken biegen, eine falsche Identität annehmen oder etwas vorgeben zu sein, was sie nicht sind. Wie lange chattest du denn schon?«

»Och, ich chatte schon seit mehreren Monaten. Anfangs nur so zum Quatschen. Doch seit einiger Zeit auch verstärkt mit dem Wunsch, einen neuen Partner kennen zu lernen.«

»Warum gehst du dafür denn nicht lieber aus und triffst so den Mr. Right? Da siehst du wenigstens, was dich erwartet, und du bekommst keine Mogelpackung vorgesetzt.«

»Da sagst du so einfach, doch das ist es nicht. Wenn mich nicht gerade mal wieder meine Kids auf Trab halten, versinke ich in Hausarbeit. Und an den Wochenenden bin ich dann so fertig mit der Welt, dass ich gar keine Lust mehr habe, noch irgendetwas auf die Beine zu stellen …«

»Wie sieht es denn bei dir mit Freundinnen aus, zum gemeinsamen Weggehen und so?«

»Nun, vor meiner Hochzeit hatte ich noch eine Hand voll, mit denen ich immer um die Häuser gezogen bin. Doch seit mein Mann mich wegen 'ner Jüngeren hat sitzen lassen, haben sich auch die von mir getrennt. Waren auch mehr seine Freunde … Seitdem suche ich wieder Anschluss. Ich muss endlich mal raus aus meinen vier Wänden …«

»Und du hast noch niemanden gefunden?«

»Jedenfalls nicht die Richtigen. Viele haben selbst so ihre Marotten und Probleme, und glaube mir, das Letzte, was ich hören will, sind deren Kummer und Sorgen. Ich bin doch noch jung. Ich will Spaß haben, wenn ich am Wochenende durch die Straßen ziehe.«

»Na ja! Vielleicht könnten wir uns mal treffen. Ich wohne zwar etwas außerhalb, doch ich habe ein eigenes Auto und bin somit mobil. Wohnst du denn direkt in der Stadt?«

»Ja, wir wohnen in einem kleinen Stadthaus in St. Albans, nur wenige Schritte vom hiesigen Park entfernt. Weißt du, wo das ist? Ich habe jedoch kein Auto und muss fast alle Wege mit dem Bus erledigen.«

»Wenn du willst, könnten wir uns morgen Vormittag in der Stadt treffen, da ich ohnehin einkaufen muss.«

»Das wäre wirklich toll. Wann willst du zum Einkaufen gehen?«

»Meine Kinder gehen zur Schule. Danach werde ich losfahren. Ich könnte so gegen 10 Uhr am BIG SAFE sein, der beim Warehouse. Ist das eine gute Zeit für dich?«

»Oh ja! Da könnte ich den Bus um 9 nehmen. Den BIG SAFE in der Stadt kenne ich.«

»O.K., das wäre toll! Wie erkenne ich dich dann morgen?«

»Ich werde ein blaues Kleid tragen und einen Strohhut. Warten werde ich direkt vor dem Haupteingang. Einverstanden?«

»Schön! Ich werde ein Sommerkleid mit Schmetterlingen tragen und einen Weidenkorb in der rechten Hand. Du wirst mich sicher gleich erkennen …«

Jählings rappelte der kleine Wecker auf dem Computertisch, den sich Ellen extra auf 11 Uhr gestellt hatte, um nicht allzu lange im Internet zu bleiben – oder gar zu überziehen! Sie wusste von den Gefahren, dass man sich relativ schnell mit der Zeit verzetteln konnte, wenn man im Internet surfte oder auch chatete.

»Du, ich muss jetzt gehen. Auf mich wartet noch jede Menge Arbeit *schmoll*.«

»Toll, dich kennen gelernt zu haben. Freue mich schon auf morgen, dich zu treffen. Bis dann, cu!«

»Ja, bis morgen. Bye!«

Einerseits war Ellen froh darüber, bereits am zweiten Tag jemanden im Chat kennen gelernt zu haben, mit dem sie eventuell auch weiterhin in Kontakt bleiben wollte. Dennoch war Ellen überrascht, wie schnell zwei Stunden im Chat vergehen konnten. Wie eine halbe Stunde Wäsche bügeln! Daher hatte Ellen nun einiges aufzuholen. Zwar hatte sie mit intensiveren Gesprächen gerechnet, aber nicht, dass diese so viel Zeit verschlingen würden, die sie von der Hausarbeit abzwacken musste. Ellen war gezwungen, ihr Zeitmanagement zu überdenken und ihre freie Zeit noch besser einzuteilen.

Nun ja, morgen war ja erst einmal eine Pause angesagt, weil sie sich mit CHCH_34_F, oder besser gesagt, Lissie, treffen wollte. Schon jetzt war sie gespannt darauf, wer diese Lissie war und wie der weitere Austausch mit erfahreneren Chattern weitergehen würde. Lissie hätte bestimmt jede Menge Tipps für sie auf Lager, dachte Ellen.

Inzwischen war es 11:14 Uhr und Ellen fuhr den Computer runter, der die ganze Zeit neben ihr beharrlich geschnurrt hatte – wie ein Kätzchen, ein sanftes, kleines Kätzchen, obwohl die Verlockung groß war, noch länger im Chat zu bleiben. Sie hätte noch große Lust gehabt, mit Peter_42_chch für eine Weile zu schnacken. Doch dieser war an jenem Morgen nicht mehr im Chat aufgetaucht. Vorerst standen jetzt die ungeliebten Hausarbeiten an, doch Ellen war gut organisiert. Hatte sie diese Tipps nicht den vielen Frauen mit auf den Weg geben wollen, wenn es wegen dieser Pflichten zu Partnerschaftsproblemen gekommen wäre, dachte Ellen. Sie holte die vergangenen beiden Stunden schnell wieder auf. Die nächsten Tage sollten ihr dann zeigen, wie es weitergehen sollte und wie viel Zeit sie von der Hausarbeit abzweigen konnte. Ellen überlegte zudem, welche Arbeiten sie sogar während des Chattens erledigen könnte. Einen neuen Pullover für Adam konnte sie doch auch nebenher stricken. Oder bügeln. Oder Wäsche sortieren. Wer sagt denn, dass man die ganze Zeit an der Tastatur kleben muss, zumal sich einige ohnehin reichlich Zeit ließen, um zu antworten, dachte Ellen. Niemand!

Mit bester Laune ging Ellen in die Küche, um das Essen für die Kinder vorzubereiten. Heute gab es ein schnelles, aber dennoch leckeres Essen, das den Kindern eine Leibspeise war. Sie sollten auf gar keinen Fall unter dem neuen Hobby ihrer Mutter zu leiden haben. Pfannkuchen waren da genau das Richtige. Schnell in ihrer Zubereitung und zudem große und zufriedene Kinderaugen. Ihr Mann würde eine solche Abwechslung sicher auch zu schätzen wissen, da er nicht jeden Tag Tofu oder Sojabratlinge auf dem Speiseplan haben wollte.

Apropos Speiseplan!

Nach dem Anrühren des Pfannkuchenteigs widmete sich Ellen ihrer Einkaufsliste für den morgigen Tag. Der große Wochenendeinkauf stand bevor, den sie mal wieder alleine zu bewältigen hatte, da ihr Mann durch die Selbstständigkeit kaum noch Zeit für derartige »Familienaktivitäten« besaß. Da kam ihr das Treffen mit Lissie gerade recht. Wenn Lissie ihr genauso sympathisch war wie im Chat, würde sie Lissie auch ohne langes Zögern mit nach Hause nehmen, um mal ohne Tastatur – von Frau zu Frau – zu plaudern. Wer weiß? Vielleicht bahnte sich da bereits eine tolle Frauenfreundschaft an.

Kurze Zeit darauf kam auch schon Mark aus der Schule, der einen Heißhunger mitbrachte, weil es donnerstags nur Suppen gab, die er nicht ausstehen konnte. Er fragte seine Mutter, wie sie ihren Tag verbracht hatte.

Ellen sagte nur: »Das Übliche. Was ich immer mache.«

»Bist du denn glücklich mit deinem Leben, so wie's jetzt im Moment ist?«, fragte Mark und brachte Ellen damit zum Staunen.

»So kenn ich dich ja gar nicht.«

»Ach, weißt du, wir haben heute in der Schule darüber gesprochen, ob Eltern ein erfülltes Leben haben, oder ob ihnen durch Familie und Kinder etwas verloren gegangen ist.«

»Ich wollte immer eine Familie haben, und natürlich auch Kinder. Ich gehe in meiner Rolle als Mutter und Hausfrau auf, wenn es das ist, was du wissen willst. Die zugeteilte Rolle liegt mir sehr. Vermissen tue ich eigentlich nichts. Nein, ich bin wirklich sehr zufrieden, so wie es ist.«

»Aber würdest du nicht lieber arbeiten gehen wollen, um dich selbst zu verwirklichen?«

»Was glaubst du, was ein Haushalt ist? Das ist ein Fulltimejob. Doch leider sehen das viele gar nicht so. Doch Adam und hoffentlich auch ihr wisst, was ihr an mir habt. Wir sind ein gut eingespieltes Team und jeder trägt seinen Teil dazu bei, dass es uns gut geht.«

»Bist du also glücklich?«

»Oh ja, sehr sogar. Frag doch mal Paps, wie der unsere Familie sieht. Da wirst du sehen, dass er genauso denkt …«

Mit diesen Informationen verschwand Mark auf sein Zimmer und machte sich sogleich über seine Hausaufgaben. Er war froh, in einer solch intakten Familie leben zu dürfen, da er auch andere Beispiele von der Schule her kannte. Nicht zuletzt aus seiner eigenen Klasse, in der vor allem jene immer wieder negativ auffielen, die aus keiner so stabilen Familie kamen und kein so schönes Haus bewohnten wie er.

Der Rest des Tages verlief dann auch wie eine immer wiederkehrende Routine, wie eine Uhr, deren Zeiger ankündigten, was als Nächstes auf dem Plan stand. Zuerst kam Michael am späteren Nachmittag nach Hause und berichtete von seinen Erlebnissen. Wie so oft leistete Ellen auch diesmal Michael Gesellschaft, während er das Essen in sich hineinschlang und von seinen Problemen und Sorgen erzählte. Doch allzu vieles konnte Ellen nicht mehr von ihm in Erfahrung bringen. Mit seiner Pubertät waren solche Gespräche immer seltener geworden. Er wurde verschlossener und längst stellte er nicht mehr so viele Fragen wie früher. Obwohl Michael schon immer ein sehr aufgewecktes Kind war. Doch Ellen hatte den Eindruck, dass ihre beiden Jung bestens zurechtkamen in dieser »sonderbaren« Welt. Beide waren vielseitig interessiert und meisterten die Schule mit Bravour. Ohnehin standen die großen Sommerferien unmittelbar bevor, die die Familie wieder enger zusammenbringen würde. So war es jedenfalls noch im letzten Jahr, als sie viele gemeinsame Ausflüge und Aktionen tätigten.

Nach dem Lunch verschwand Michael auf sein Zimmer, da er noch vieles für die anstehenden Ferien vorzubereiten hatte. Ellen blieb allein in der Küche zurück. Sie bereitete das Abendessen für die Familie vor – so wie immer. Insgeheim hoffte Ellen darauf, dass Adam heute mal nicht am PC sitzen würde und sie stattdessen mal wieder einen Familienabend zelebrieren könnten – mit guten Gespräche, Spielen und einer Tasse Tee.

Doch kaum war Adam nach Hause gekommen, zerplatzte dieser Wunsch wie eine zu groß gewordene Seifenblase, da Adam für einen wichtigen Kunden eine Kalkulation erstellen musste. Damit war der Computer blockiert und Ellen versuchte, wenigstens ihre beiden Jungs davon zu überzeugen, dass auch eine Mutter eine geeignete Herausforderin für ein PlayStation-Match sein konnte. Schnell musste Ellen jedoch feststellen, dass sie gegen ihre Söhne chancenlos war. Dennoch wurde es ein Abend wie viele Abende zuvor. Nichts Außergewöhnliches war geschehen im Haus der Greens ... bis jetzt!

Am nächsten Morgen, nachdem die Kinder aus dem Haus waren und ihr Mann zur Arbeit gefahren war, wollte sich Ellen mal wieder einen schönen Frauentag machen. Sie freute sich bereits riesig, Lissie aus dem Chat kennen zu lernen. Beinahe war ein Gefühl in ihr aufgekommen, als würde sie sich zu einem Blind Date verabredet haben. Denn Ellen wusste nichts weiter von Lissie, außer dass sie einen blauen Rock und einen

Strohhut tragen würde, drei Kinder hatte und auf der Suche nach einem neuen Partner war … Lissies Kinder waren laut ihres Profils 4, 7 und 9 Jahre alt. Aufgeregt suchte Ellen nach einem guten Parkplatz vor dem Einkaufszentrum. Sie wollte vermeiden, die riesigen Mengen, die sie jeden Freitag einkaufte, erst über den halben Platz schieben zu müssen. Sie war jedoch etwas spät dran. Doch Lissie hätte dafür sicher Verständnis, als Mutter von drei Kindern wusste sie sicherlich, wie anstrengend es war, alles unter einen Hut zu bringen. Ellen fand einen guten Parkplatz, nur wenige Schritte vom Haupteingang entfernt.

Noch während sie den Wagen parkte, sah sie bereits eine schlanke, sehr zierlich wirkende Frau in einem blauen Kleid, ungeduldig wartend.

Zügig ging Ellen auf sie zu und fragte: »Hallo, bist du Lissie?«

»Ja, das bin ich. Dann musst du Ellen sein. Schön, dass du gekommen bist.« Lissie erwähnte zwar mit keinem Wort Ellens Verspätung, jedoch blickte sie auf ihre Armbanduhr, die sie nervös am Handgelenk drehte.

»Freut mich auch sehr. Wollen wir vielleicht zusammen frühstücken? Ich bin noch gar nicht dazu gekommen, etwas zu essen. Meine Jungs halten mich morgens immer ganz schön auf Trab.«

»Gern! Ich habe auch noch nichts gefrühstückt.«

Die beiden betraten das große Einkaufszentrum und nahmen bei »Tillys« an einem Tisch am Fenster Platz. Sofort inspizierte – ja, fast scannte – Ellen diese zierliche Person, unter deren Strohhut zahlreiche Sommersprossen und ein lächelndes Gesicht zum Vorschein kamen. Sie verstanden sich auf Anhieb gut. Die Kellnerin kam an den Tisch und fragte, ob sie lieber Tee oder Kaffee zum Frühstücksbuffet haben wollten.

»Tee, bitte!«, sagte Ellen.

»Kaffee, bitte!«, sagte Lissie.

Ellen wunderte sich ein wenig und lauschte dann der Erklärung Lissies: »Morgens brauche ich einfach einen Kaffee. Sonst komme ich nicht in die Gänge.« Lissie rief anschließend der Kellnerin hinterher: »Machen Sie den Kaffee bitte stark. Den brauche ich jetzt!«

»Ich trinke lieber Tee, der bekommt mir besser«, sagte Ellen und forderte Lissie auf, mit ihr an das reichhaltige Büffet zu gehen. Ellen reichte Lissie einen kleinen Teller, den sie sogleich mit allerlei Ungesundem füllte.

»Du isst nicht gerade kalorienbewusst, oder?«

»Eigentlich schaue ich nicht auf die Kalorien. Ich esse, was mir schmeckt … und mir schmeckt vieles!«

»Ach ja?«

»Ich kann essen, was ich will, und nehme einfach nicht zu.«

»Du hast's gut! Wenn ich was Falsches esse, bleibt das gleich an meinen Hüften hängen.«

Lissies Teller reichte kaum aus, alle Köstlichkeiten tragen zu können, und so nahm sie noch einen zweiten Teller hinzu.

Ob sie wohl wusste, dass der Preis sich nach der Anzahl der Teller richtete? Ein Gast durfte zwar mehrmals mit dem gleichen Teller an das Buffet gehen – das war nicht das Problem –, aber gleich zwei Teller auf einmal füllen …?

Ellen rümpfte leicht ihre Nase, ohne dass jedoch Lissie es sehen konnte. Allerdings blieb es nicht der Kellnerin verborgen, die die Getränke servierte und den Augenblick nutzte, um auf ein Schild im Eingangsbereich hinzuweisen. Darauf stand ganz deutlich, dass der Gast pro Teller zahlen musste, nicht jedoch für die Mengen, die er essen würde: »ALL YOU CAN EAT!«

Doch Lissie schien dies nicht weiter zu stören, und sie genoss die frischen Bagels, die Rühreier mit knusprigem Speck … und ganz besonders ihren großen Pott starken Kaffee.

»Du kannst dir gar nicht vorstellen, wie sehr ich diesen Morgen genieße«, sagte Lissie nach der zweiten Tasse Kaffee, »für gewöhnlich verbringe ich den Morgen zu Hause und spiele mit meiner jüngsten Tochter oder kümmere mich um den Haushalt.«

»Wer kümmert sich denn heute um deine Tochter?«

»Meine Mutter. Sie wohnt nur wenige Straßen entfernt und ist oft bei uns. Ohne ihre Hilfe würde ich das alles gar nicht mehr schaffen, mit dem Haus und den Kindern. Sie ist mir eine große Stütze.«

»Das ist schön! Ich kann mir gut vorstellen, wie schwer du es hast.«

»Nun ja, irgendwie klappt's immer. Seitdem ich einen Computer habe und viel chatte, vergeht auch die Zeit wie im Fluge. Allerdings habe ich noch niemanden kennen gelernt, der es wirklich ernst mit uns meint, und dabei bin ich ziemlich offen und verschweige ja auch meine Kinder nicht. Viele Männer haben aber ein Problem damit. Das ist sehr schade!«

»Ich habe mir die ganze Zeit schon Gedanken darüber gemacht, ob ich nicht eine Art ›Stammtisch‹ gründen sollte, für Frauen wie uns. Zwar haben wir eine Familie, oder in deinem Fall Kinder, doch irgendetwas scheint uns zu fehlen …«

»Was meinst du denn damit?«

»Nun, mein Sohn hat mich gestern darauf angesprochen und auf die Idee gebracht.

Stell dir das mal vor! Er hat mich doch tatsächlich gefragt, ob ich glücklich sei … und das löste ein paar Fragen in mir aus.«

»Bist du denn nicht glücklich mit deinem Leben, so wie's ist?«

»Eigentlich schon, das habe ich zumindest immer gedacht. Bis gestern! Doch dann ist mir klar geworden, dass ich etwas ganz Bestimmtes vermisse … und das ist meine Selbstverwirklichung.«

»Deine Selbstverwirklichung?«

Ellen erzählte der neugierig gewordenen Lissie, dass sie vor der Geburt ihrer Kinder eigentlich andere (ehrgeizigere) Pläne für die Zukunft geschmiedet hatte. Nicht umsonst hatte sie Psychologie studiert und wollte dann eigentlich in die Partnerberatung gehen. Doch mit den Jahren wurde dieser Wunsch immer weiter weg geschoben, und Ellen entschied sich für die Rolle einer Mutter und Hausfrau. Diese Tätigkeit war (und ist) für Ellen zwar durchaus befriedigend, da sie wirklich einen tollen und starken Partner an ihrer Seite wusste, doch seit gestern fragte sich Ellen verstärkt, ob das schon alles gewesen sein sollte. In ein paar Jahren würden ihre Söhne eigene Wege gehen und das elterliche Haus verlassen, um in der großen weiten Welt Karriere zu machen. Spätestens dann würde Ellen alleine zu Hause sein, wartend auf ihren vielbeschäftigten Mann, und wahrscheinlich gelangweilt von der Tristesse ihres Lebens …

»Aber du hast etwas, das du durchaus schon jetzt einsetzen kannst«, bemerkte Lissie und erklomm dadurch ein paar weitere Stufen auf der Beliebtheitsskala von Ellen, die mit der etwas frivoleren Art von Lissie zu Beginn des Treffens noch so ihre Probleme hatte.

»Und das wäre?«, wollte Ellen in Erfahrung bringen, da sie sich nicht vorstellen konnte, was Lissie damit meinte.

»Du kannst dir gar nicht vorstellen, wie viele Frauen, und auch Männer, auf der Suche nach Ratschlägen für ihre noch bestehende, aber vielleicht bereits bröselnde Beziehung sind. Warum nutzt du also nicht einfach den Chat dafür, diesen Menschen zu helfen … mit deinem Fachwissen.«

»Hhmm … das hört sich gut an, wenn ich darüber nachdenke. Aber das ist bestimmt sehr zeitintensiv. Geld werde ich damit wohl auch nicht grad verdienen …«

»Oh, doch! Du kannst damit sogar viel Geld verdienen, wenn du das möchtest. Doch zuerst solltest du einmal testen, wie groß die Nachfrage wirklich ist. Ein Frauen-Stammtisch wäre aber auch schon mal ein guter Start. Ich bin gern dazu bereit, dich dabei zu unterstützen, da mir, ehrlich gesagt, vor lauter Langeweile die Decke auf den Kopf zu stürzen droht. Ich brauche auch eine Aufgabe, eine Herausforderung.«

»Weißt du was? Lass uns einfach mal damit starten. Vielleicht findest du sogar ganz nebenbei einen neuen Partner dadurch. Das wäre doch ein toller Nebeneffekt. Und ich hätte auch endlich mal wieder was mit Leuten zu tun und könnte neue Erfahrungen sammeln. Mal sehen, was draus wird.«

»Fein! Ich bin mit dabei!«

»Also, bis dann, ran an die Arbeit, meine liebe Lissie!«

Wer hätte das gedacht, dass Ellen nach so vielen Jahren als Mutter und Hausfrau noch einmal den Mut aufbringen würde, ihren eigentlichen Berufswunsch zu ergreifen. Mit dem Wissen, das Lissie über das Chatten und das Internet hatte, sollte der Plan relativ schnell umsetzbar sein. So machten sich die beiden nach dem Frühstück und den Wochenendeinkäufen auch gleich daran, die Werbetrommel für Ellens neue Tätigkeit zu rühren. Ellen hatte Feuer gefangen von dieser Idee und war froh, Lissie getroffen zu haben. Ohne Lissie wäre Ellen fortan in ihrem Kokon geblieben, und nie wäre aus ihr dieser wunderschöne Schmetterling geworden, von dem sie des Öfteren träumte:

Ich träumte, ich sei ein Schmetterling,
hin und her flatternd mit allen Absichten
und Zielen eines Schmetterlings.
Plötzlich erwachte ich und lag da,
wieder ich selbst.
Nun weiß ich nicht, war ich ein Mensch,
der träumte, er sei ein Schmetterling,
oder bin ich ein Schmetterling,
der jetzt träumt, er sei ein Mensch.

Ellen nahm ihre neue Freundin auch gleich mit nach Hause, um Nägel mit Köpfen zu machen. Bevor Mark aus der Schule kommen würde, bliebe den beiden noch gut eine Stunde Zeit. Denn vorerst wollte Ellen diese neue Aufgabe für sich behalten. Würde es jedoch nach ein paar Wochen so aussehen, dass Ellen damit Erfolg haben sollte, so würde sie es ihrer Familie stolz berichten wollen. Ellen forderte von Lissie absolute Geheimhaltung – nichts sollte nach außen dringen. Gemeinsam grübelten sie nach Ideen für die Umsetzung. Sie saßen auf einer Bank auf der Veranda vor dem Haus. Bei Gebäck und Tee brachten sie erste wichtige Dinge zu Papier.

»Wir benötigen in jedem Fall schöne, aussagekräftige Werbezettel, die wir dann in Einkaufszentren, den Fish-and-Chips-Buden und Läden verteilen können«, schlug Lissie vor und bot dafür ihre Hilfe an, da sie in der Vergangenheit schon des Öfteren Zettel für Schulveranstaltungen gestaltet hatte. Darin war sie sehr geübt – ein verborgenes Talent, das bislang nur selten gefordert und gefördert wurde.

»Das wäre sehr nett, wenn du das übernehmen könntest, denn da hab ich absolut keine Ahnung von, wie solch ein Flyer aussehen müsste …«

»Überlass das ruhig mir. Ich kann dir morgen bereits einen ersten Entwurf per E-Mail zusenden, den du – vorausgesetzt er sagt dir zu – kopieren kannst. Dein Name im Chat ist wunderschön. Willst du diesen dafür verwenden?«

»Oh, ja! Denn ich will auf gar keinen Fall, dass jemand weiß, wer ich bin. Vorerst jedenfalls nicht. Zudem macht es das Ganze geheimnisvoll …«

»Das kann ich gut verstehen. Ich werde dir auch ein schönes Logo zum Namen entwerfen, damit das richtig professionell aussieht. Gute Werbung ist alles in diesem Geschäft!«

»Aber sicher doch! Nachher werde ich gleich mein Chat-Profil ändern und auf die ersten Reaktionen warten …«

»Gut so! Das wird bestimmt eine tolle Sache!«

Nachdem soweit alles Wichtige besprochen war, fuhr Ellen ihre neue Freundin selbstverständlich noch nach Hause, auch wenn Lissie meinte, ihr würde es nichts ausmachen, den Bus zu nehmen. Doch Ellen war neugierig darauf geworden, wie Lissie lebte. St. Albans war nicht gerade ein Bezirk, der für seinen Reichtum bekannt war. Allerdings hatte Ellen nur sehr wenig Zeit, da Mark in Kürze aus der Schule kommen und sich wundern würde, warum seine Mutter nicht zu Hause war. Daher beließ es Ellen heute bei einer flüchtigen Verabschiedung vor dem kleinen Haus, das von außen nicht sonderlich viel hermachte. Jedoch waren die Fenster mit schönen Gardinen verhangen und vereinzelt hatte sie Schatten wahrnehmen können … Ellen fuhr umgehend zurück.

»Wir können uns dann später immer noch ausführlicher kennen lernen«, hatte Lissie noch gesagt, bevor Ellen – am Steuer sitzend – zum Aufbruch drängelte.

»Ich bin jedenfalls froh, dich kennen gelernt zu haben.«

»Ab wann wirst du morgen im Chat sein?«

»Wohl ab 9. Freue mich auf deinen ersten Flyer-Entwurf. Bis morgen im Chat. Wir sehen uns, Lissie …«

»Ja, bis morgen. Freu mich schon …«

Wieder zu Hause angekommen, ließ sich Ellen jedenfalls nichts von ihren Plänen anmerken, da Mark bereits in der Haustür stand, als Ellen mit dem Auto in die Hofeinfahrt fuhr.

»Soll ich dir mit den Taschen helfen?«, fragte Mark, da er vermutete, dass seine Mutter erst jetzt vom Einkaufen zurückgekommen war.

»Schon erledigt! Der Einkauf steht bereits in der Küche. Es müssen aber noch ein paar Tüten ausgepackt werden.«

»So?! Und woher kommst du jetzt?«

»Sag mal, darf deine Mutter etwa kein eigenes Leben führen?«

»Aber ja doch! War nur ein komisches Gefühl, dich nicht gleich im Haus anzutreffen … wie sonst auch.«

»Musste noch was Wichtiges erledigen. Hilfst du mir bitte mit dem Auspacken und Einräumen der Sachen? Hast du schon Hunger?«

»Klar helf ich dir dabei! Mit dem Essen können wir ruhig noch warten. Habe noch keinen allzu großen Hunger.«

Wie bitte? Ihr Sohn Mark hatte keinen Hunger aus der Schule mitgebracht, obwohl er dort den »Freitags-Fisch« verschmähte, als sei es das Ekligste, was es zu essen gab? Plötzlich fiel es ihr wie Schuppen von den Augen. Sie war es, die täglich mit dem Essen auf ihn wartete – egal, ob er nun hungrig war, oder nicht –, nur weil sich dies tagein, tagaus wiederholte. Ob Mark wirklich hungrig war, hatte Ellen in der Vergangenheit nie gefragt. War sie etwa zu fürsorglich mit ihren Kindern umgegangen? Es machte jedenfalls ganz den Eindruck, dass Ellen regelrecht auf ihre Kinder gewartet hatte, bis sie aus der Schule kamen. Es war bislang Ellens einzige Möglichkeit gewesen, etwas Abwechslung in ihren eingefahrenen Alltag zu bringen. Wie schrecklich! Das sollte sich von nun an drastisch ändern, das schwor sie sich!

Gemeinsam bereiteten sie das Abendessen vor, und Ellen kam nochmals auf die Frage zurück, die ihr Mark gestern Nachmittag gestellt hatte.

»Was meinst du, Mark? Bin ich eine glückliche Mutter?«

»Ich denke doch schon. Du scheinst mir jedenfalls nicht unglücklich zu sein. Bist du glücklich?«

»Glücklich schon … aber bin ich auch zufrieden? Deine Frage hätte so lauten müssen. Denn Glück und Zufriedenheit sind nicht immer das Gleiche. Kannst du das verstehen?«

»Ich denke schon! Also gut … bist du denn auch zufrieden mit deinem Leben?«, wollte Mark wissen, der nun seine Mutter mit anderen Augen sah.

»Ich arbeite daran. Ich arbeite daran, auch zufrieden zu sein. Dank deiner Frage von gestern, habe ich mal über mein bisheriges Leben nachgedacht. Es könnte durchaus zufriedener sein. Denn Glück alleine reicht bei Weitem nicht aus, um ein erfülltes Leben zu leben …«

»Jetzt machst du mich aber nachdenklich. Was willst du denn an deinem Leben ändern? Du wirst dich doch wohl nicht von Paps …« – Mark holte noch einmal tief Luft – »scheiden lassen?«

»Aber nein! Wo denkst du hin? Adam ist noch immer mein Traummann … aber ich werde wohl beruflich was an meinem Leben ändern … Kannst du ein Geheimnis für dich behalten, Mark?«

»Natürlich!«

»Ich werde versuchen, über den Chat Leute zu beraten. Das war ja mal mein ganz großer Berufswunsch, weißt du?«

»Du hast dich ja wirklich schnell mit dem Internet und dem Chat vertraut gemacht. Das freut mich für dich …«

Mark war begeistert von der Idee seiner Mutter, da es ohne Frage viele Menschen gab, die im Internet auf der Suche nach Antworten waren; diese zumeist aber nicht fanden. Er schwor, dass er niemandem aus der Familie ein Sterbenswörtchen sagen wollte. Das sollte ein Geheimnis zwischen ihnen sein, und Mark war mächtig stolz, dass gerade er es war, der in die Pläne seiner Mutter eingeweiht wurde. Er wurde sogar mit ins Boot geholt. Denn Mark hatte da so eine Idee, als er die Pläne seiner Mutter überdachte. Er wollte wissen, wie sich seine Mutter im Chat nennen wollte. Sicherlich nicht Ellen Green!

»Madame Butterfly.«

»Madame Butterfly? Wie bist du denn auf diesen Namen gekommen? Das hört sich ja fast so an, als wolltest du den Leuten die Karten legen … oder gar wahrsagen …«

»Dieser Name ist durch einen Zufall entstanden. Ich fand ihn aber auf Anhieb schön. Du denn etwa nicht?«

»Doch, doch! Der Name hat was! Der hat Potenzial, Mom!«

»Danke schön!«

»Hat dir Paps denn schon einen eigenen Desktopbereich eingerichtet, sodass du eigene Ordner auf dem Rechner ablegen kannst? Das wäre wichtig, wenn du durchstarten willst.«

»Ich denke schon. Zumindest wollte er gestern das noch für mich erledigen. Ich war heute allerdings noch nicht am PC, da ich mich mit jemandem getroffen habe …«

»Mit jemandem getroffen? Etwa mit jemandem aus dem Chat? Mom, das ist gefährlich!«

»Nicht doch! Ich habe mich mit einer jungen Frau getroffen, die zudem ganz begeistert ist von meiner Idee. Die will mir sogar einen Werbezettel machen.«

»Na, dann ist's ja gut! Ich dachte schon …«

»Du kannst sie morgen kennen lernen, wenn du willst.«

»Nicht nötig! Ihr macht das schon. Aber warte … gebe mir mal eine Stunde Zeit, dann werde ich dir eine Überraschung zaubern …«, sagte Mark und verschwand daraufhin nach oben ins elterliche Schlafzimmer – dem neuen Stützpunkt!

Ellen blieb im Wohnzimmer zurück und suchte nach den richtigen Formulierungen für ihr neues Chat-Profil. Wenn sich doch auch mal die anderen solche Mühe damit geben würden! Ellen wusste da noch nicht, dass dies unnötig werden würde, denn Mark bastelte an einer wirklich tollen Überraschung für seine Mutter, von der Ellen erste Fragmente erspähen konnte, als sie zu ihrem Sohn ging.

»Du bist zu früh! Ich bin noch nicht ganz damit fertig.«

»Soll ich dich besser wieder alleine lassen?«

»Wenn's dir nichts ausmacht … bitte!«

»Okay! Ich lasse dir aber schon mal den Text für mein Chat-Profil hier. Vielleicht brauchst du das ja …«

»Den kann ich sogar sehr gut gebrauchen. Sag mal, Mom, kannst du mir noch deine E-Mail-Addy aufs Blatt schreiben, die werde ich wohl brauchen … und wenn's dir nichts ausmacht … auch das entsprechende Passwort? Keine Angst! Mache keinen Blödsinn damit.«

»Ich vertraue dir ganz und gar«, erwiderte Ellen und hinterließ noch rasch ihre Zahlen- und Buchstabenkombination sowie die E-Mail-Adresse auf dem Papier. Danach ließ sie Mark mit dem weitermachen, womit er bereits angefangen hatte. Zwar hatte Ellen erste Hinweise erkennen können, aber sie wollte ihrem Spross auch nicht die Überraschung nehmen, wenn er in Kürze das entsprechende Produkt präsentieren würde. So zog sie sich in die Küche zurück, da ohnehin ihr ältester Sohn Michael bereits in die Töpfe schaute, um zu erfahren, was es wohl heute Abend zu essen gäbe. Ellen ließ Michael von der Soße probieren, der daraufhin lächelte und sich in sein Zimmer verzog. Die Sommerferien rückten immer näher und eigentlich wollte Michael seine Mutter auf ein besonders delikates Thema ansprechen. Er wusste jedoch nicht, wie sie darauf reagieren würde. In solchen Dingen war Ellen schwer einzuschätzen – jedenfalls für Michael. Deshalb wollte er auf den richtigen Moment dafür warten, und dieser war zweifellos nicht heute.

Eine gute Stunde später rief Mark nach seiner Mutter, da er nun mit seiner Arbeit weitestgehend fertig war. Mächtig stolz und mit geweiteter Brust präsentierte er Ellen eine kleine selbstgestaltete Homepage, mit der seine Mutter professionell im Internet auftreten konnte. Unter der Webadresse, die er zudem völlig kostenlos eingerichtet hatte, waren bereits erste Seiten online gestellt und Ellen war sichtbar sprachlos über die ungeahnten Fähigkeiten ihres Sohnes.

»Sag bloß, dass du das alles alleine gemacht hast«, staunte Ellen und drückte Mark zum Dank ganz fest an sich. »Die Seite sieht ja fantastisch aus … und das Design … einfach toll gemacht, Mark. Wer hat dir das denn nur beigebracht? Etwa Paps?«

»Ach, das ist doch noch gar nichts. Wenn ich mehr Zeit gehabt hätte, wäre die Seite noch viel schöner geworden«, meinte Mark, der noch immer nicht zufrieden war mit dem, was er da erstellt hatte. Er forderte seine Mutter auf, die Seite zu erkunden.

»Paps hat mir natürlich vieles zeigen und beibringen können, aber das meiste hab ich mir selbst beigebracht. Ich hab sogar schon für Freunde Seiten gestaltet.«

»Wusste ja gar nicht, dass du derart talentiert bist. Aus dir wird bestimmt mal was Großes werden. Ganz bestimmt sogar.« Ellen war sprichwörtlich baff und klickte die einzelnen Menüs auf der Seite an. Gleich auf der Startseite war ein attraktives Flash-Intro zu sehen, das selbstverständlich Bezug auf Mutters Pseudonym genommen hatte. Zahlreiche bunte Schmetterlinge flogen auf eine einzige weiße Blume zu, die sich dann in eine japanische Geisha verwandelte, die mit ihrem Fächer wedelte. Darunter war ein farbenfrohes Logo zu sehen. Mit dicken Lettern scrollte »Willkommen bei Madame Butterfly« über den Monitor. Neben dieser Startseite, die eine geniale Einladung war und Lust auf mehr machte, gab es noch drei weitere Kategorien zu entdecken. Die erste war »About me«, unter der Mark Ellens neues Profil untergebracht hatte. Das hatte er allerdings modifiziert und etwas geheimnisvoller in Szene gesetzt. Außerdem verzichtete Mark darauf, den wahren Namen seiner Mutter sowie den Wohnort preiszugeben. Das sollte das Ganze noch reizvoller für die Besucher machen. Auch hier waren wieder farbenfrohe Bilder der Geisha zu sehen. Durch eine kleine Animation der Figur sollte der Besucher gefesselt werden und Lust bekommen, länger auf der Seite zu verweilen. Im 3-Sekunden-Takt fächerte die Geisha und verwandelte sich zurück in einen Schmetterling. Die zweite Kategorie der Seite war »Chat with me«, mit einer Unterkategorie namens »Write to me«. Wenn der Besucher auf »Chat with me« klickte, erschien ein Chat-Tool, für das man sich nicht erst großartig anmelden musste. Mark hatte diese kostenlose Alternative eines eigenen Chat-Raums erstaunlich gut zu der Homepage abgestimmt. Ja, Mark hatte ein »gutes Händchen« was Farben anging. Der Besucher musste lediglich einen Nicknamen wählen, und schon konnte dieser mit Ellen … Pardon, »Madame Butterfly« chatten. Das war für alle leicht verständlich. Unter dem Button »Write to me« konnte der Besucher neben einer persönlichen E-Mail auch in ein besonderes Formular schreiben, und auch ein Forum stand bereit, um somit regelrechte Debatten mit anderen zu führen, die dann für alle weiteren Besucher sichtbar waren. Seine Mutter konnte dann die eingestellten Beiträge (nach vorheriger Überprüfung) freigeben, oder auch löschen, wenn diese so rein gar nicht hierher passen würden. Somit hatte Ellen immer die Möglichkeit einer Zensur. Denn als Inhaberin dieser Seite war sie für deren Inhalte verantwortlich. Bei der dritten Kategorie hatte Mark ganz offensichtlich auch daran gedacht, dass Ellen nicht jede Chat-Beratung kostenlos geben wollte – auch wenn viele denken, dass alles Internet »Freigut« wäre, an dem man sich bedienen kann! Unter der dritten Kategorie gab es jedenfalls die Möglichkeit, auch kostenpflichtig mit Madame Butterfly zu chatten. Mark war sich sicher, dass Ellen eine solche Funktion auf jeden Fall begrüßen würde.

»Da hast du ja wirklich an alles gedacht. Woher hast du nur diesen Geschäftssinn?«

»Das liegt bestimmt in unseren Genen«, lachte Mark und erklärte anschließend seiner Mutter, wie sie die Seite nach Belieben ändern oder auch ergänzen konnte. Außerdem zeigte er Ellen, wie eventuelle Kunden per Kreditkarte oder Vorauszahlung in den Genuss einer persönlichen Beratung kommen konnten.

»Und das Beste an der ganzen Seite ist, dass sie mich keinen einzigen Cent gekostet hat. Sie wird auch weiterhin völlig kostenlos für dich bleiben, wenn du nicht mehr Speicher brauchst.«

(Wie auch du eine kostenlose Homepage samt Chat online stellst, erfährst du unter dem Kapitel »Dein eigener Chat im Internet«.)

»Das ist ja großartig! Ich bin doch immer wieder erstaunt darüber, was es alles im Internet kostenlos gibt. Nun, ob ich meine Gäste allerdings zur Kasse bitten will, weiß ich noch nicht. Es ist aber toll, eine solche Möglichkeit zu haben.«

»Nun, wenn du willst, kann ich dir nachher noch weitere Features in die Seite einbauen. Es gibt ja noch sooo vieles, das in die Seite eingebaut werden kann. Ein Gästebuch zum Beispiel, oder auch einen Besucherzähler …« Mark hatte jedoch ganz bewusst auf solche »Spielereien« verzichtet, da ein hoher Besucherzählerstand sowieso nichts über die Qualität der Seite aussagte, ganz zu schweigen von der Qualität der Besucher; und ohnehin ließen sich Zähler manipulieren und auf jeden beliebigen Wert stellen. Auch ein »ach so typisches« Gästebuch war längst überholt. Es gab viel interessantere Tools! Was Mark aber unbedingt noch in die Seite seiner Mutter einbinden wollte, das war ein

»Tipp des Tages« oder auch eine »Weisheit des Tages«, und zwar gleich auf der Startseite, sowie eine Bewertungsmöglichkeit der Seite selbst.

»Soll ich dir dafür mal ein paar gut gemeinte Tipps und Weisheiten aufschreiben? Wie viele Zeilen sollte ein solcher Tipp oder eine solche Weisheit haben?«

»Zwei- oder Dreizeiler wären dafür perfekt. Wann immer dann jemand auf deine Seite kommt, kriegt der gleich ’nen guten Rat mit auf den Weg von dir. Das lässt sich schnell programmieren.«

»Ich bin einfach nur begeistert! Am besten rufe ich gleich Lissie an, dass sie die Internetadresse mit auf den Flyer packt. Bin ja mal gespannt, wie viele Leute dann auf meine Seite kommen werden. Ich kann’s immer noch nicht glauben … ich habe eine eigene Seite im World Wide Web!«

»Okay! Das gibt mir noch ein wenig Zeit, die Seite auf ›Bugs‹ zu überprüfen. Wäre doch peinlich, wenn sich Fehler eingeschlichen hätten … nicht nur für dich.«

Ellen schnappte sich das Telefon im Wohnzimmer und kramte nach dem Zettel, auf den Lissie ihre Nummer gekritzelt hatte.

Es klingelte.

»Hallo, hier ist Lissie!«

»Hallo, Lissie! Hier ist Ellen. Bist du denn schon dran, den Flyer zu gestalten?«

»Sitz grad am PC. Einen ersten Entwurf habe ich gleich fertig. Hat es einen besonderen Grund, weshalb du mich anrufst?«

»Stell dir vor! Mein Jüngster hat für mich eine eigene Homepage erstellt, auf der ich dann mit meinen Gästen chatten kann.«

»Das ist ja prima! Die sollten wir auf jeden Fall bekannt geben. Wie heißt denn die Webseite?«

»Ganz einfach! So wie ich, www.madame-butterfly … Mark meint, es ist wichtig, dass du die Endung deutlich hervorhebst, dass du das ›.ms‹ nicht vergisst! Es ist eine kostenlose Domain, daher auch diese Endung. Die gesamte Seite ist für mich übrigens kostenlos. Ich wusste gar nicht, dass so was geht. Doch Mark kennt sich wirklich gut im Internet aus.«

»Das kann ich sehen. Ich schaue mir gerade deine Seite an. WOW! kann ich da nur sagen. Dein Junge hat Talent. Meinen Glückwunsch!«

»Würdest du denn noch was dran ändern wollen?«

»Na ja, vielleicht könntest du noch die Idee mit dem Frauen-Stammtisch publik machen … auf deiner Seite. Warte … ich sende dir mal meinen ersten Entwurf für den Flyer.«

»Ich danke dir! Wegen des Stammtisches sollten wir morgen unbedingt noch mal sprechen. Ein Konzept dafür wäre nicht schlecht, mit Aktionen und Veranstaltungen ...«

»Schön, dass du das Ganze auch so ernst nimmst wie ich. Denn ich hatte schon länger vorgehabt, eine Frauengruppe zu gründen. Doch alleine fehlte mir einfach der Antrieb dazu.«

»Bis morgen werde ich mir mal Gedanken darüber machen. Hast du Lust, am Mittag mit uns zu essen? Mit mir und meinen beiden Jungs?«

»Gerne ... aber kann ich dann auch meinen Jüngsten mitbringen, da ich morgen niemanden für ihn habe?«

»Das geht in Ordnung! Kommst du dann so gegen 12 mit dem Bus zu uns? Du musst die Linie 9 nehmen, bis zur Hoover Road. Die Haltestelle ist grad mal 50 Meter von unserem Haus entfernt. Ich schick dir dann den Mark zum Abholen.«

»Oh ja, fein! Abgemacht! Bis morgen dann! Soll ich denn noch irgendetwas mitbringen? Eine Flasche Wein vielleicht?«

»Das wäre schön! Wir sehen uns dann morgen, bye!«

Neugierig blickte Ellen über Marks Schultern, der gerade letzte Veränderungen an der Webseite vornahm. Sie stellte ihm ein Glas Saft neben die Tastatur und küsste ihn auf die Stirn. Danach nahm Ellen ihren Spross auf den Schoß und ließ sich von ihm erklären, wie sie den Anhang einer E-Mail öffnen konnte.

»Dazu klickst du einfach die Datei an. Das Gute an deinem E-Mail-Anbieter ist, dass er eventuelle verseuchte Anhänge von selbst erkennt. Das ist außerordentlich wichtig. Sonst kann womöglich der PC abstürzen, oder gar Schlimmeres ... und das hasst Paps total!«

»Haben wir denn kein Virus-Programm auf dem Rechner? Wie kann ich Viren und andere Gefahren überhaupt erkennen?«

»Sicher haben wir einen Viren-Scanner auf dem Rechner. Sogar einen sehr guten! Doch täglich kommen neue Viren, Würmer, Trojaner und anderer Mist hinzu ... Paps aktualisiert das Programm allerdings jeden Tag. Somit sollten die Gefahren für uns eher gering sein. Das Erkennen der ›Angriffe‹ ist gar nicht immer einfach. Doch als goldene Regel gilt: Niemals unbekannte Anhänge einer E-Mail öffnen! Insbesondere dann nicht, wenn es sich um .exe-Dateien oder ZIPs handelt. Am besten lässt du dir das heute Abend mal von Paps erklären ...«

»Das scheint mir ein wichtiges Thema zu sein?!«

»Oh ja! Am besten ist es, dass du E-Mails von Fremden noch vor dem Lesen komplett löschst. Auch solltest du nicht auf E-Mails reinfallen, die dir von vermeintlichen Firmen gesendet werden, die dich auffordern, eine Rechnung oder wer weiß was zu kontrollieren oder zu bestätigen … Doch von deiner Freundin haben wir wohl kaum was zu befürchten«, grinste Mark und genoss seine Überlegenheit in diesen Dingen – jedenfalls jetzt noch!

Auf dem Bildschirm öffnete sich der erste Flyer-Entwurf für die »Madame Butterfly Beratungsseite«. Jedenfalls titelte so die erstellte Grafik. Und siehe da, auch Lissie hatte sich vom Design der Webseite inspirieren lassen und griff das Logo sowie die Grafik der japanischen Geisha auf. In der E-Mail konnte Ellen lesen, dass sich der Entwurf wohl am besten auf gelbem oder auch pastellorangefarbenem Papier machen würde. Da Ellen wusste, dass ihr Mann auch derartiges Papier auf Vorrat hatte, suchte sie im Schreibtisch nach ein paar Bogen und druckte den Entwurf aus.

»Was meinst du, Junior? Gelb oder orange?«

»Das Orange gefällt mir sehr gut«, meinte Mark und tippte mit dem rechten Zeigefinger auf den fertigen Ausdruck. Ellen schnitt das Papier in zwei Hälften, da sie jeweils zwei Exemplare auf dem Papier unterbringen konnte. Es waren keinerlei Fehler auf dem Entwurf zu sehen, so druckte sie gleich noch ein paar weitere zum Verteilen aus.

Anschließend verschwanden diese sofort in ein Kuvert, um sie vor den Augen Adams geheim zu halten. Sie legte sie in ihre Schublade; da waren sie gut aufgehoben.

»Du wirst doch weiterhin schweigen können?«

»Aber ja doch! Ich finde es toll, dass du nun ein neues Hobby hast. Sogar mit deiner eigenen Webseite. Nicht viele Mütter haben eine eigene Seite im Internet. Das gefällt mir sehr!«

Auf Mark war in jedem Fall Verlass. Doch sollte sie Michael ebenso in ihr neues Hobby einweihen? Besser nicht! Michael wäre vielleicht auf seinen Bruder eifersüchtig geworden, weil Mark ja die Seite eingerichtet hatte und nicht er. Unter den beiden Brüdern gab es schon des Öfteren Rivalitäten … wegen oft kleiner Dinge. Daher war Michael vorerst ausgeschlossen von dieser Aktion. Früher oder später würde aber auch er davon Wind bekommen. Bei den Greens blieb ein Geheimnis nicht allzu lange geheim; auch wenn man sich schwor, beim Grabe seines Hamsters nichts sagen zu wollen … Doch würde Michael es genauso gutheißen wie sein Bruder? Lassen wir uns mal überraschen …

Der Rest des Tages verlief ruhig. Am Abend kam ein spannender Spielfilm im Fernsehen, den die »Männer des Hauses« unbedingt sehen wollten. Und so konnte Ellen völlig unerwartet den Computer nutzen, nachdem sie ihren Männern noch etwas zum Knabbern auf den Wohnzimmertisch gestellt hatte. Danach verzog sie sich nach oben, da sie keine Lust auf den Film hatte. Polit-Thriller waren einfach nicht die Sorte Filme, die sich Ellen gerne anschaute. Da versprach ein abendlicher Chat wesentlich spannender zu werden. Ohnehin hatten ihre Jungs bereits erwähnt, dass abends mehr los sein würde im Chat. Doch dann hieß es auch: VORSICHT!

Ellen loggte sich vorerst im Chat des Online Magazins ein. Sie wollte unbedingt noch ein wenig mehr Routine mit den typischen Gepflogenheiten, den Acronyms und Emoticons bekommen. Neben ihr lag das kleine, schlaue Büchlein, das nun zur Pflichtlektüre geworden war. Wann immer Ellen eine Abkürzung oder auch ein Emoticon nicht deuten konnte, zog sie das Büchlein zu Rate. Und auch neue Kreationen hielt sie in diesem Büchlein fest. Der Autor hatte eigens dafür reichlich Platz gelassen, da tagtäglich neue Kreationen zu finden waren. Viele Chatter hatten sogar ihre ganz eigenen »Floskeln« entworfen, um möglichst »geheimnisvoll« wahrgenommen zu werden.

Kaum war Ellen online, da füllte sich auch schon der Chat-Raum mit nahezu 80 Teilnehmern. Anfangs war es für die ungeübte Ellen gar nicht so einfach, den zahlreichen Dialogen zu folgen. Doch nach einer Weile hatte sie erkannt, dass sich die meisten Chatter über das heutige TOPIC unterhielten, das der Host selbst zur Diskussion gestellt hatte. Der Host wollte von den Usern wissen, inwieweit sie sich unterschiedlichste Chat-Räume wünschten. Denn allmählich drohte der einzige Chat-Raum »überzulaufen«. Mittlerweile hatten sich in diesem Chat jeden Abend bis zu 200 User eingefunden; derart populär war er inzwischen geworden. Was nicht zuletzt daran gelegen hatte, dass er so sorgfältig und pflichtbewusst gehostet wurde. Der Host wollte aber am allerwenigsten die Teilnehmerzahl begrenzen. Dieser Chat sollte allen offenstehen. Das war das erklärte Ziel des Hosts. Minutenlang verfolgte Ellen die Diskussionen darüber, welche Chat-Räume wohl einen Sinn machen würden und welche Eigenschaften man sich für diese vorstellte. Ellen fand es durchaus interessant, dass sich viele User Chat-Räume zu bestimmten Themenbereichen wünschten. Viele wollten – wenn nicht sogar die meisten –, dass es einen Chat für Gamer geben sollte, sodass diese sich schneller über neue Spiele austauschen konnten. Einige wenige forderten zudem einen Chat, der ausschließlich der Partnersuche vorbehalten sein sollte. Denn die ständigen »Anmachen« im regulären Chat wollte man nicht länger hinnehmen. Zudem wünschten sich einige einen Chat, der aktuellen Themen, wie Weltpolitik, Gesellschaft und Wirtschaft, dienen sollte. Der Host versprach deren Umsetzung binnen weniger Wochen. Dadurch erkannte Ellen, dass eine große Anzahl User an seriösen Gesprächen interessiert war. Längst waren nicht alle unterwegs, um online »flirten« zu wollen oder gar auf »Brautschau« zu gehen. Viele von ihnen strebten ernstere Themen an; das fand Ellen sehr beruhigend. Zumal ja auch ihre eigenen Kinder mit Vorliebe diesen Chat-Raum nutzten. Ganz nebenbei änderte Ellen ihr Chat-Profil – immer mit einem Auge auf den Monitor blickend. Zwar hatte Werbung nichts in einem Chat verloren, doch Werbung für seine eigene Webseite im Profil zu machen, hielt Ellen für in Ordnung, da sie auch schon bei anderen solche Hinweise gelesen hatte. Zum Beispiel warb Peter_42_chch damit, dass er noch freie Plätze in seiner betreuten Hausaufgabengruppe hatte, und ein Klempner, dass er auch abends noch zur Verfügung stand, wenn einem das Wasser bis zum Halse stehen würde …

Ganz nebenbei: Werbung für seine eigene, private Homepage zu machen, wenn nicht zu kommerzielle Interessen dahinter stehen, ist in einem Profil durchaus legitim, wenn man andere User damit nicht gerade auf verbotene (kriminelle) Webinhalte locken will! Und das war bei Ellen sowieso nicht der Fall. Denn was lag näher, als ihre neue Seite im Profil publik zu machen. Wenn sich jemand aus Neugierde oder auch Interesse das Profil von Madame Butterfly durchlesen wollte, so würde dieser bestimmt auch ein großes Interesse an ihrer Seite und dem Angebot haben.

Und erste Neugierige ließen wahrhaftig nicht lange auf sich warten. Kaum hatte Ellen ihr neues Profil freigegeben, kamen auch schon erste Anfragen in Form einer privaten Nachricht auf Ellen zu. Gleich vier kleine Fenster poppten auf dem Monitor auf, die beinahe alle den gleichen Wortlaut hatten:

»Tolle Idee! Wann soll's denn losgehen?«

Zügig beantwortete Ellen diese Anfragen. Auch sie nutzte dazu einen Trick und kopierte das Geschriebene jeweils in die anderen Fenster. Sie teilte mit, dass sie ab morgen regelmäßig auf ihrer Seite auf Gäste warten würde. Von 9:30 bis 11 Uhr hätte dann jeder die Möglichkeit, dort mit Madame Butterfly in Verbindung zu treten. Übrigens: Ihren Vornamen hatte Ellen nun gänzlich aus dem Profil genommen, ebenso die nähere Beschreibung ihres Wohnortes. Einzig, dass sie auf der Südinsel des Landes wohnte, sollte als Information ausreichend sein. Ohnehin rechnete sie mit Gästen aus allen Teilen des Landes. Da war eine genauere Wohnortbeschreibung überflüssig geworden! Man sollte Ellen als Madame Butterfly weiterempfehlen, die für alle und alles ein offenes Ohr zur Verfügung stellte. Nicht jedoch wollte sie als Ellen aus der Nähe von Christchurch bekannt werden. Das hatte für sie keinen Reiz. Zudem dachte Ellen an die unzähligen Chaoten, die es leider auch immer wieder im Internet, und vor allem einem Chat, gab und geben wird. Doch von denen sollte man sich nicht den Spaß verderben lassen! Der Schutz der eigenen Person sowie der Familie war aber durchaus ernst zu nehmen.

Schon oft hatte Ellen über Stalking-Opfer in der Zeitung lesen können und welches

Martyrium diese Leute zu durchleben hatten. Ständig mit der Angst im Nacken, der Täter könne gar handgreiflich oder gar gewalttätig werden. Das wollte Ellen in jedem Fall ausschließen. Nicht zuletzt wollte sie durch ihre eigene Seite und die beratende Tätigkeit Spaß und Freude haben, da gehörten durchgeknallte Spinner nicht hin.

Daran musste wohl auch Mark gedacht haben, als er Ellens Webseite kreiert hatte. Denn er hatte zwar eine kostenlose, aber dafür sehr gute Chat-Software verwendet, die es Ellen möglich machen sollte, rigoros mit solchen Typen fertig zu werden. Neben dem (einmaligen) Verbannen aus dem Chat, stand es Ellen frei, auch einzelne User aus dem Chat zu kicken; und wenn das noch immer nicht reichen sollte, konnte sie sogar einzelne IPs komplett sperren. Denn bei ihrem Chat wurden mit der Registrierung der User auch gleich deren unverkennbare IPs gespeichert, was auch weitere Maßnahmen ermöglichte – beispielsweise eine polizeiliche Straferfolgung.

Doch an all das wollte Ellen erst gar nicht denken. Ellen glaubte nach wie vor an das Gute in jedem Menschen, und wer ihre Webseite aufsuchen würde, war doch nun wirklich nicht auf der Suche nach »Stress«, sondern eher nach regem Austausch und einem guten Gesprächspartner …

Die nächsten Tage sollten zeigen, ob Ellen Recht behalten würde. Jedenfalls verkündete sie ihre Botschaft an jeden, der es wissen wollte. Nicht im Traum hätte sie daran gedacht, den öffentlichen Chat-Raum für ihre Eigenwerbung zu gebrauchen. Das war verpönt und konnte sogar zum Ausschluss aus dem Chat des Online Magazins führen. Doch diesen wollte Ellen keineswegs aufgeben. Es schien Ellen ein gutes Bindeglied zwischen ihrem Chat und den bisherigen Usern zu sein. Und wo, wenn nicht hier, konnte sie so schnell die »Chat-Sprache« erlernen?

Ellen war inzwischen über zwei Stunden online gewesen und hatte in erster Linie die Dialoge der anderen verfolgt. Fast kam sie sich schon wie ein Geist, ein Lurker, vor. Doch es war ein gutes Training und schon jetzt hatte sie die meisten »Floskeln« eines Chats auswendig gekannt. Sie musste nicht mehr länger aufgeregt im Büchlein hin und her blättern, in dem sie auch selbst zahlreiche Einträge niedergeschrieben hatte. Eventuell wollte sie sogar vom Aufruf des Autors Gebrauch machen, der dazu aufgerufen hatte, ihm neue Acronyms, Emoticons und Chat-Tipps zu schicken, sodass die nächste Auflage des Buches noch aktueller wäre. Jedes Jahr sollte eine aktuelle, modifizierte Auflage erscheinen, die zudem seit einigen Jahren auch in den Schulen Anwendung gefunden hatte. Erstmals waren die Lehrer auf gleicher Höhe mit ihren Schülern, was ein überaus befriedigendes Gefühl war. Denn bisher hatte es doch eher so ausgesehen, dass die Lehrer noch von den Schülern lernen konnten ;-)

Schnell waren die leeren Seiten in diesem Buch gefüllt und farbige POST IT's machten inzwischen das Nachschlagen einfacher. Froh war Ellen auch darüber, dass gerade ihre eigene Sprache (die englische!) derartig prädestiniert war, abgekürzt zu werden. Durch ihre phonetische Aussprache kamen selbst »Newbies« schnell hinter die Bedeutungen der meisten Abkürzungen – und wenn nicht, einfach einen erfahreneren Chatter danach fragen! Keiner lacht einen deswegen aus, denn jeder hatte schließlich einmal angefangen und sich mit allen Besonderheiten eines Chats vertraut machen müssen! Insbesondere das Büchlein hielt Ellen für empfehlenswert und wollte daher einen Link von ihrer Seite zum Händler www.amazon.de anbieten. Der Autor hatte explizit darauf hingewiesen, dass das nicht nur erlaubt, sondern auch erwünscht sei. Ellen war zum einen deshalb von »chatten & surfen« begeistert, weil es ein tolles Nachschlagewerk war, und zum anderen wegen seiner umfassenden Tipps und Ratschläge – auch in Sachen Sicherheit, was ein immer größeres Thema zu werden schien. Auch die Chattikette und die Umgangsformen hielt Ellen für mehr als nur angebracht. Hoffentlich würden mehr User davon Gebrauch machen, dachte Ellen, und erinnerte sich an nicht allzu nette Wortgefechte, die sie hatte beobachten können. Einige schienen es immer noch nicht begriffen zu haben, dass sie nicht mit Maschinen sprachen, sondern mit realen Menschen. Und diese haben nun mal alle Gefühle, die man nur allzu oft verletzte :-(

Da der Spielfilm inzwischen zu Ende war, schlich Mark ganz leise in das Schlafzimmer seiner Eltern und beobachtete seine Mutter eine ganze Weile lang an der offen stehenden Tür. Sie sah sehr beschäftigt aus, wie sie so vor dem Computer saß, und bemerkte daher auch nicht, dass Mark immer näher an den Schreibtisch geschlichen kam. Ellen chattete gerade mit Peter_42, der erst seit ein paar Minuten online gewesen war. Mark legte vorsichtig seine Hände um den Hals der Mutter.

»Kommst du denn wieder nach unten? Der Film ist fertig! Wir würden gern noch ein Brettspiel spielen wollen und dazu brauchen wir deine Verstärkung«, flüsterte Mark und gab seiner Mutter einen liebevollen Kuss auf die Wange.

»Sehr gern sogar!«, erwiderte Ellen, deren Finger vom Tippen bereits schmerzten, und drehte sich zu Mark. »Meine Augen sind schon ziemlich erschöpft. Lass mich nur noch schnell das Gespräch beenden, dann komme ich sofort …«

»Mit wem chattest du denn?«

»Och, nur mit einem überaus sympathischen Lehrer, der wegen Krankheit zu Hause ist und nicht unterrichten kann …«

»Lehrer können sympathisch sein? Das ist mir neu«, murmelte Mark und begann lauthals zu lachen. »Was schreibst du mit dem?«

»Ich hab dem nur erzählt, wie schnell ich Fortschritte mit dem Chatten gemacht habe. Er war derjenige, der mir gestern dabei geholfen hat …«

»Ach so! Na, dann!«

»Wissen die anderen, was ich hier oben mache?«

»Keine Ahnung! Von mir erfahren sie's jedenfalls nicht!«

»Danke dir, Mark! So, bin auch schon fertig. Lass uns die anderen schlagen. Welches Spiel wollt ihr denn spielen?«

»Wir haben da an ›Monopoly‹ gedacht, ›Trick or Treat‹ oder auch ›Taschengeld‹. Sie stehen alle auf dem Tisch bereit. Haben uns noch nicht entschieden. Was würdest du denn gerne spielen wollen?«

»Nun, ich werde mich wohl der Mehrheit anschließen … wenn's nicht zu lange dauert, dann aber auch gerne ›Partner-Monopoly‹. Hättest du Lust dazu?«

»Logisch! Dann können wir Paps und Michael die Hosen ausziehen und sie in den Ruin stürzen. Hahaha!«

Vergnügt liefen die beiden ins Wohnzimmer, wo sich bereits Adam und Michael berieten, welches Spiel allen Spaß bringen würde. Den Vorschlag eines »Partner-Monopoly-Matches« nahmen die Herausforderer dankend an. Umgehend bauten sie das Brettspiel auf dem Esszimmertisch auf. Dieser war gegenüber dem Wohnzimmertisch viel bequemer, da man dort nicht so tief sitzen musste. Michael verteilte das Spielgeld und jeder suchte sich seine Lieblingsfigur aus. Dabei stand schon im Voraus fest, dass der »Eiffelturm« für Mom reserviert war. Das »Auto« für Mark, der »Schiefe Turm von Pisa« für Paps und der »Schornsteinfeger« für Michael.

Das hatte schon Tradition.

Ein großartiges Spiel nahm seinen Lauf und beendete diesen aufregenden Freitagabend. Gewonnen hatte übrigens nach einer knappen Stunde das Team »Eiffelturm« und »Auto« …

Am nächsten Morgen schliefen Ellen und die Kinder etwas länger, da die Kinder samstags nicht zur Schule gehen mussten. Lediglich Adam machte sich schon zeitig aus dem Haus, um sich im Stadtzentrum mit einem wichtigen Kunden treffen zu wollen. Dieses Treffen sollte dann bis zum späteren Nachmittag andauern. Genügend Zeit für Ellen, sich mit ihrer neuen Freundin auszutauschen, ohne dass Adam etwas davon mitbekam. Auch die beiden Jungs hatten kurzfristig eine Radtour zu ihren Freunden geplant, und so war Ellen mal wieder alleine zu Hause – jedenfalls bis zum Mittag. Denn dann sollte ja Lissie mit ihrem Sohn zu Besuch kommen. Das allerdings vergaß Ellen recht schnell, als sie sich an den PC setzte und mit einigen ersten Besuchern ihrer Seite zu chatten begann. Ellen war sichtbar erstaunt darüber, wie schnell sich das gestern noch herumgesprochen haben musste. Ein Geheimnis am Rande: Wenn erst einmal eine Internetseite in Foren besprochen wird, verbreitet sich das wie ein Lauffeuer ;-)

Und wenn es zudem um eine »hippe Seite« ging, dauerte es auch nicht lange, bis die auf der ganzen Welt »ihre Runde« machte. Das Internet ist in solchen Dingen nach wie vor wie ein kleines Dorf. Doch wehe dem, der mit seiner Seite Kritik auslöst! Auch das verbreitet sich rasend schnell – und zwar mit Lichtgeschwindigkeit! Das sollte jedem klar sein, der daran denkt, ein Webangebot online stellen zu wollen – egal welcher Art! Denn gerade der Austausch in Foren entscheidet oft über Sieg oder Niederlage einer gut gemeinten Webseite. Daher rate ich jedem Webseitenbetreiber (Webmaster), auch unbedingt die Links im Auge zu behalten, die schon in kürzester Zeit auf die eigene Seite verlinken. Beachtet man diese nicht, kann das zuweilen katastrophale Auswirkungen haben. Aber nichtsdestotrotz: Genießt euren Aufenthalt im Internat und Chat ;-) Mit freundlichen Grüßen, der Autor!

Es klingelte.

Aufgeschreckt von der Klingel blickte Ellen auf ihre Armbanduhr. Es war bereits 11:53 Uhr, und Ellen hatte noch gar nichts vorbereitet für das Essen mit Lissie – was eigentlich nicht ihre Art war. Hektisch eilte sie an die Haustür und begrüßte ihre Gäste:

»Willkommen! Hattet ihr eine angenehme Fahrt?«

»Schon, aber wolltest du uns nicht deinen Sohn entgegenschicken? Nun ja, macht nichts, haben es ja auch so gefunden. War ja nicht so schwer«, sagte Lissie noch leicht außer Atem und überreichte Ellen eine Kuchenplatte. Lissie hatte gestern Abend noch einen Rührkuchen für den heutigen Tag gebacken. Das fand sie ein besseres Gastgeschenk, als eine Flasche Wein mitzubringen.

»Oh, meine Jungs sind mit den Rädern unterwegs zu ihren Freunden. Die kommen erst später wieder.«

»Egal! Darf ich dir meinen Jüngsten vorstellen? Das ist Kyle, mein Nesthäkchen. Meine beiden anderen Kinder sind bei Omi übers Wochenende. Sie wollen am Strand schwimmen gehen.«

»Hallo, Kyle! Schön, dich kennen zu lernen«, sagte Ellen und streckte dem Jungen die Hand entgegen.

Ein leises »Hi!« war jedoch alles, was der kleine Knirps über seine Lippen brachte. Danach lief er still auf das Sofa im Wohnzimmer zu und nahm dort Platz. Meine Güte, wie gut erzogen der Kleine ist, dachte Ellen und schloss die Haustür. Dann ging sie mit Lissie in die Küche, um die Kuchenplatte dort abzustellen.

»Kyle ist ja nicht gerade gesprächig, was?«

»Na ja, der muss erst mit dir warm werden. Fremden gegenüber ist er immer sehr verschlossen. Doch warte, bis er dich besser kennt. Dann gibt's kein Halten mehr! Wirst schon sehen …«

»Schön … wenn ich ehrlich bin … ich habe noch gar nichts für das Mittagessen vorbereitet.«

»Lass mich raten?! Du hast die ganze Zeit vor dem PC gesessen und gechattet …«

»Woher weißt du das?«

»Nun, das passiert mir auch manchmal. Da kommen meine Kinder nach Hause und ich habe noch nichts auf dem Herd stehen. Manchmal fällt es mir total schwer, den Chat-Raum zu verlassen, auch wenn ich oft gar nicht so viel schreibe. Allein das Zusehen macht einen riesen Spaß, nicht wahr?«

»Wenn du's sagst! Auch ich verfolge oft die Gespräche der anderen. Stell dir vor … heute sind doch tatsächlich die Ersten auf meine Seite gekommen. Dabei gibt's die doch offiziell noch gar nicht. Verrückt, oder?«

»Oh, das liegt bestimmt daran, weil ich schon ein wenig Werbung für dich gestreut habe …«

»Hast du etwa schon Flyer verteilt?«

»Aber nein, nicht doch! Ich habe bloß in zwei Foren ein paar Zeilen über dich und deine Seite geschrieben. Das müssen wohl schon einige gelesen haben. Das geht manchmal schneller als man denkt. Gefallen dir denn meine ersten Entwürfe für den Flyer?«

»Entwürfe! Ich habe bislang nur diesen einen gesehen …«

»Oh, du fragst wohl nicht allzu oft deine E-Mails ab, was?«

»Nein! Doch das werde ich gleich nachholen. Wie viele Vorschläge hast du mir denn geschickt?«

»Ganze vier Varianten. Bin ja mal gespannt, welcher Entwurf dir am besten gefällt. Habe mir große Mühe gegeben.«

»Das glaube ich dir gern. Schon der erste hat mir so gut gefallen, dass ich ihn bereits mehrmals ausgedruckt habe … Warte kurz! Ich werde nach oben gehen und die Zettel holen.«

»Dann kannst du doch gleich auch die anderen Entwürfe ausdrucken«, rief Lissie Ellen hinterher, die sich sogleich daran machte, ihre E-Mails abzufragen. Den Computer hatte Ellen in der Eile sowieso noch nicht heruntergefahren. Auch stellte Ellen fest, dass noch immer ihre Chat-Fenster geöffnet waren; doch ihre Chat-Gäste waren längst gegangen. Einige hatten noch ein paar Zeilen geschrieben, während Ellen damit beschäftigt war, die Haustür zu öffnen. Schnell las sich Ellen diese noch durch und freute sich über die positive Resonanz, die sie von den meisten bekam. Danach waren aber ihre E-Mails an der Reihe. Ganze 14 Mails warteten darauf, von Ellen geöffnet und gelesen zu werden. Zwei von denen löschte sie allerdings umgehend, denn sie brauchte weder eine Vergrößerung ihres Genitals noch irgendwelche Potenz fördernden Mittelchen aus Übersee … wenn es später die Zeit erlauben würde, wollte Ellen die Leute auch nicht allzu lang auf eine Antwort warten lassen. Drei der Mails kamen von Lissie.

Die Anhänge druckte sie sofort aus und schaute währenddessen auf die weiteren Mails. Zumeist waren es Anfragen von Leuten, die gerne mit Madame Butterfly persönlich chatten wollten und nach einem freien Termin fragten. Zwei weitere Mails hatten einen anderen Inhalt: Sie wollten wissen, wer denn eigentlich hinter Madame Butterfly verborgen war und ob sie die nötigen Qualifikationen hätte, eine solche Seite im Netz zu betreiben. Zwar wollte Ellen am liebsten gleich auf die Mails reagieren, aber sie wollte auch nicht Lissie und Kyle zu lange alleine lassen. Das gehörte sich nicht als gute Gastgeberin, die Ellen auch war. So verschob sie die Beantwortung der E-Mails auf den Abend …

Der Drucker hatte alle Flyer-Entwürfe ausgedruckt und Ellen schnappte sich diese sowie noch ein paar farbige Papiere und lief ins Wohnzimmer zurück. Dort schaute sich Lissie gerade das große Bücherregal an und betrachtete die vielen spannenden Buchrücken, die ordentlich sortiert im Regal standen.

»Du liest sehr viel, nicht wahr?«

»Ja, Bücher sind eine große Leidenschaft von mir, aber auch von meinen Kindern. Viele habe ich sogar schon ein Dutzend Mal gelesen. Ist denn auch was für dich dabei? Ich leihe dir gern welche aus, wenn du willst.«

»Das würdest du tun? Das wäre toll! Ich kann mir leider nicht so viele Bücher leisten, seitdem ich getrennt lebe. Doch ich hole mir oft welche aus der Bücherei …«

»Suche dir ruhig welche aus. Die kannst du dann mitnehmen und so lange behalten, bis du sie fertig gelesen hast«, meinte Ellen und breitete die soeben ausgedruckten Entwürfe auf dem Wohnzimmertisch aus. Lissie hingegen stöberte glücklich in dem Bücherregal und fand auf Anhieb drei, die sie unbedingt lesen wollte. Sie zog die Bücher aus dem Regal und legte sie ebenfalls auf den Tisch. Danach nahm Lissie neben ihrem Sohn Platz und begutachtete die Ausdrucke. Ellen saß bereits im Sessel und schob die Papiere immer wieder auf eine andere Position. Sie konnte sich einfach nicht entscheiden, welcher Entwurf nun auf den Flyer gedruckt werden sollte. Sie fragte Lissie nach ihrer Meinung.

Für ein paar Augenblicke wurde es still.

Dann sagte Kyle unerwartet, dass er das linke Blatt am schönsten finden würde, und tippte mit seinem rechten Zeigefinger darauf. Ellen war leicht verdutzt, ausgerechnet durch die Auswahl der Flyer das Interesse des Jungen geweckt zu haben.

»Nun, was meinst du, Lissie? Können wir dem Geschmack deines Sohnes vertrauen?«, fragte Ellen lachend und streichelte Kyle währenddessen über das Haar. Kyle lachte auch und lehnte sich zurück.

Lissie nahm das Blatt auf und sagte zu ihrem Sohn: »Das ist eine gute Wahl, Kyle! Wir sollten ihm zustimmen.«

»So soll es sein! Dann werde ich mal gleich ein paar mehr von denen ausdrucken. Wie gefällt dir eigentlich das orangefarbene Papier dafür, Kyle?«

»Gut!«

»Na, dann! Fein! Somit wäre das schon mal vom Tisch. Was wollen wir denn zum Lunch essen?«, fragte Ellen und hoffte auf eine Antwort, die nicht allzu viele Umstände machen würde. Aber ihre Gäste hatten diesen Wunsch wohl fühlen können. Sie sagten, dass ihnen eigentlich alles recht sei.

»Habt ihr Lust auf selbstgemachte Hamburger? Dafür habe ich alles da. Dann können meine Jungs nachher auch welche essen, wenn sie nach Hause kommen.«

»Au ja! Super Idee!«, schallte es aus Kyles kleiner Kehle.

»Na dann, lasst mich mal schnell in die Küche verschwinden, damit wir essen können …«

»Warte, Ellen … ich helfe dir natürlich«, meinte Lissie und folgte Ellen in die Küche.

Es dauerte auch nicht lange und Kyle kam hinterhergetrottet. Er fragte, ob er helfen könne. Somit war das Eis gebrochen. Lissie hatte schon befürchtet, das Kyle keinen einzigen Ton herausbringen würde. Das hatte er bereits oft so getan und Lissie damit in Verlegenheit gebracht. Es dauerte oft sehr lange, bis Kyle mit fremden Menschen warm wurde. Doch hier bei Ellen fühlte er sich offensichtlich wohl. Die beiden Mütter versuchten Kyle in die Zubereitung der Hamburger mit einzubeziehen. Im Nu waren zahlreiche Hamburger und Cheeseburger entstanden, die Ellen auf einen großen Pizzateller drapierte. Kyle war für den Ketchup und den Senf verantwortlich, den er gewissenhaft auf die Brötchenhälften quetschte. Die Burger hatte Ellen in der Pfanne gebrutzelt, während Lissie für die Salatblätter, Tomaten- und Gurkenscheiben sowie die Zwiebelringe verantwortlich war. Es hatte beinahe den Eindruck gemacht, als führten die drei einen »American Diner«, derart gut waren sie aufeinander eingespielt. Zudem wäre man auch nicht auf die Idee gekommen, dass Ellen und Lissie sich erst gestern kennen gelernt hatten. Sie waren ein perfektes Team – zweifelsohne!

Nachdem alles fertig war, setzten sie sich an den Esszimmertisch und ließen sich die Burger schmecken. Gerade als Ellen ihren zweiten Burger anbeißen wollte, öffnete sich die Haustür. Ihre Jungs kamen unverhofft früh von ihrer Radtour zurück.

»Das war aber eine kurze Tour«, meinte Ellen und deckte zeitgleich zwei weitere Teller ein. »Ihr kommt gerade rechtzeitig zum Lunch. Es gibt Hamburger und Cheeseburger. Das hier sind übrigens Lissie und ihr Sohn Kyle.«

»Hi, Lissie! Hi, Kyle! Dürfen wir oben am PC essen? Wir haben uns ein Spiel ausgeliehen, das wir unbedingt testen wollen.«

»Na, ausnahmsweise! Passt aber bitte auf, dass ihr nicht kleckert. Ich habe erst gestern sauber gemacht … was euren Zimmern auch mal wieder gut tun würde …«

»Ähm … ja, Mom … danke! Keine Bange, wir werden aufpassen«, sagte Mark und stapelte ein paar Burger für sich und seinen Bruder auf einen Teller. Michael hingegen war in die Küche geeilt, um für die beiden eine Flasche selbstgemachten Eistee aus dem Kühlschrank zu holen. Kurz darauf waren sie auch schon im Schlafzimmer verschwunden – die Tür fest verschlossen. Ellen begrüßte das sehr, da sie ohnehin mit Lissie noch über den geplanten Stammtisch für Frauen sprechen wollte. Das mussten ihre Kinder nicht unbedingt mitbekommen.

Für Kyle fand Ellen auch eine gute Beschäftigung. Aus einer der Schubladen im Wohnzimmerschrank holte sie ihm einen Malblock und Farben hervor. Begeistert nahm Kyle diese Utensilien an sich und durfte auf dem abgeräumten Esszimmertisch nach Herzenslust malen. Die Frauen nahmen auf dem großen, gemütlichen Sofa Platz und diskutierten fast ganze zwei Stunden lang darüber, wie der Stammtisch aussehen und welche Aktivitäten sie anbieten könnten. So kam eine ziemlich lange Liste zusammen, und die Zeit sollte zeigen, was davon realisierbar war und was nicht. Auf jeden Fall aber sollte ein Treffen jeden Monat dazu genutzt werden, um über Sorgen und Probleme zu sprechen. Doch auch der Spaß sollte keineswegs zu kurz kommen. Allerdings stand noch nicht fest, wo diese Treffen stattfinden sollten. Lissie und Ellen wollten sich in den nächsten Tagen mehrere Möglichkeiten ansehen. Zur Auswahl standen Bürgerhäuser, aber auch Sportvereinsheime, da der Sport einen Großteil der Aktivitäten ausmachen sollte.

Viel wichtiger war es nun, erst einmal interessierte Frauen zu finden, die sich ihrem Clübchen anschließen wollten. Daher machten sie sich am späteren Nachmittag auf den Weg, um ein paar hundert Flyer drucken zu lassen. Diese wurden anschließend in der gesamten Stadt verteilt. Auch Kyle half den beiden, so gut es ging. Vor allem

Supermärkte und kleinere Läden wurden anvisiert. Schon nach einer weiteren Stunde waren die meisten Flyer verteilt, und da Ellen noch etwas Zeit bis zum Abendessen hatte, fuhr sie Lissie noch nach Hause.

Bei Lissie angekommen, war Ellen überrascht, wie gut das Haus trotz der drei Kinder in Schuss gehalten wurde. Sicherlich würde auch Lissies Mutter ihren Teil dazu beitragen, dachte sie. Die beiden älteren Kinder waren noch immer bei ihrer Oma und so ließen Ellen und Lissie den Nachmittag bei einer guten Tasse Tee respektive Kaffee ausklingen. Danach fuhr Ellen direkt nach Hause, da bestimmt in Kürze ihr Mann hungrig am Esszimmertisch sitzen würde – voller Erwartung, was es zu essen gab.

Dieser hatte ja keine Ahnung, wie sich das Leben seiner Frau von jetzt auf gleich verändert hatte. Sollte jedoch die Seite, aber auch der Stammtisch Erfolg haben, wollte Ellen Adam in alles einweihen. Denn dann müsste sie sicherlich zu Hause etwas kürzertreten, und bestimmt waren dann gemeinsame Abendessen die Ausnahme … Doch so weit waren Ellens Anstrengungen noch nicht. Zuerst einmal musste Ellen auf den passenden Augenblick warten. Und dies sollte nicht heute passieren …

»Na, hast du einen schönen Tag gehabt?«, fragte Adam, als Ellen zur Haustür hereinkam. Ihr Mann saß doch tatsächlich schon am Esszimmertisch. Nicht jedoch deshalb, weil er bekocht oder gar bedient werden wollte. Nein, solch ein Mann war Adam keineswegs. Er bewunderte vielmehr die zahlreichen Bilder, die auf dem Tisch gelegen hatten, und fragte sich insgeheim, wer wohl der Urheber dieser Arbeiten war – aus der Feder seiner Frau konnten sie nicht stammen, dafür waren sie zu infantil. Ellen malte für gewöhnlich andere Bilder, und seine Söhne auch.

»Oh, die muss wohl Kyle vergessen haben«, sagte Ellen, als sie die Bilder auf dem Tisch wahrgenommen hatte und die fragenden Augen ihres Mannes sah.

»Wer ist denn Kyle? Sollte ich diesen jungen Mann kennen?«

»Das ist der Spross meiner Freundin Lissie.«

»Ewa diese Lissie Wagner aus deiner Malgruppe vom letzten Jahr? Die war dir doch nicht ganz koscher …«

»Aber nein, zu der habe ich nun wirklich keinen Kontakt mehr. Lissie ist eine Freundin, die ich über den Chat kennen gelernt habe. Sie war heute mit ihrem Sohn zu Besuch hier.«

»Ach, das ging aber schnell! Hätte ja nicht gedacht, dass du so schnell mit anderen Kontakt in einem Chat knüpfst«, murmelte Adam, der aber sichtbar erleichtert darüber war, dass Ellen eine Frau im Chat kennen gelernt hatte, und keinen Mann – einen Nebenbuhler vielleicht? Adam wusste jedoch, dass er seiner Frau voll und ganz vertrauen konnte, und so verflogen erste Zweifel schnell wieder …

»Wir hatten heute Hamburger zum Lunch. Mit was kann ich dich denn heute Abend noch glücklich machen?«, hauchte Ellen recht lasziv in das Ohr ihres Mannes und streichelte ihm über den Rücken. Sorgfältig legte sie die gemalten Kunstwerke des Gastes auf das Sideboard und setzte sich dann an Adams Seite. Adam nahm seine Frau in den Arm, drückte sie liebevoll an sich und gab ihr einen langen, sehr intensiven Kuss – der irgendwie nach Kirschen schmeckte. Eine helle Stimme räusperte sich. Die beiden Jungs standen im Esszimmer und sahen ihre Eltern turteln, wie sie es schon lange nicht mehr getan hatten – wie zwei frisch Verliebte.

»Was meint ihr, Jungs?«, warf Adam in die Runde. »Auf was hättet ihr heute Abend Lust?«

»Pizza, Pizza!«, riefen Michael und Mark wie aus einem Munde und hofften auf eine positive Resonanz ihrer Eltern.

»Also gut, lasst uns eine Pizza essen gehen«, jubelte Adam, »ich habe heute ein sehr gutes Geschäft abgeschlossen. Lasst uns also feiern. Am besten bei Toni's Pizza …«

Alle aus der Familie waren gleichermaßen von dem Vorschlag begeistert. Für Ellen bedeutete dies, dass sie nichts zu kochen brauchte; und sie freute sich insgeheim schon auf den Nachtisch … später an diesem Abend :-o

Für die beiden Jungs bedeutete es, dass sie ihrem Vater erst einmal nicht auf die Nase binden mussten, dass der PC abgestürzt war, nachdem sie ein neues Spiel installiert hatten. Michael hatte den Schaden jedoch einschränken können, indem er den PC nach gescheiterten Versuchen, das Spiel zum Laufen zu bringen, einfach auf gestern zurücksetzte … Das musste er seinem Vater nicht zwingend beichten, auch wenn das schlechte Gewissen ihn folterte. Doch er hatte zusammen mit Mark beschlossen, besser den Mund zu halten. Wer weiß, wie Paps darauf reagieren würde? Vielleicht ja mit einer eingeschränkten PC-Nutzung!

Auf der Fahrt zum Restaurant waren die Jungs schweigsamer als sonst und Ellen wunderte sich schon, was sie wohl diesmal ausgeheckt haben könnten. Denn immer, wenn die beiden was angestellt hatten, waren sie ganz leise geworden und verzogen sich auf ihre Zimmer. Aber Ellen wollte niemandem die gute Laune verderben und schwieg daher selbst. Es wurde ein schöner Ausklang der Woche, und zwar für alle. Ellen bekam dann noch das, worauf sie schon seit Stunden gehofft hatte ;-)

Gleich am nächsten Morgen wollte Ellen ihren Mann nicht länger auf die Folter spannen, dass sie eine eigene Webseite ins Netz gestellt hatte und dass sie von nun an wieder aktiver werden wollte. Doch wann immer sie ansetzte, davon zu berichten, presste ihr Adam seine Lippen auf den Mund. Heute sollte Adam nur ihr gehören – nur ihr allein. Es war schließlich Sonntag und dieser Tag war für Adam der einzige freie Tag der Woche. Auch Ellen wollte sich fest vornehmen, an diesem Ritual nicht zu rütteln, obwohl es bereits in ihren Fingern juckte, mal nach dem Rechten zu sehen auf ihrer Chat-Plattform … und dem E-Mail-Account … und … und …

Doch als hätte Ellen es geahnt, hatte sie in ihrem Profil eindeutig geschrieben, dass der Sonntag der Familie gehörte. Und das war auch gut so.

Es dauerte nicht allzu lang, da kamen auch schon Mark und Michael in das Schlafzimmer geschlichen, um ihre Eltern mit einem tollen Frühstück zu überraschen. Dazu hatte Mark sogar frische Croissants aufgebacken und Michael unzählige Orangen ausgepresst. Das große Tablett stellten sie am Fußende des Bettes ab und kuschelten sich zwischen ihre Eltern, wie sie es schon oft an den Sonntagmorgenden getan hatten. In diesen Stunden waren sie eine Einheit, und auch die folgenden Wochen hätten so verlaufen können, wenn da nicht die Sommerferien vor den Türen gestanden hätten, die noch viele Sonderheiten zu Tage fördern sollten …

Einige Tage später.

Inzwischen war der Chat-Raum der Madame Butterfly gut besucht und weit über 100 Frauen, aber vereinzelt auch Männer, hatten sich dort zum Gespräch eingefunden. Einige von ihnen machten sogar Gebrauch von den kostenpflichtigen Einzelgesprächen. Ellen war sich sicher, etwas Grandioses auf die Beine gestellt zu haben, das sie nach den Ferien weiter ausbauen wollte. Nach den Sommerferien sollte sich zum ersten Mal der Frauen-Stammtisch treffen, der im Bürgerhaus von Sumner ein Zuhause gefunden hatte. Schon weit über 20 Frauen hatten sich dafür angemeldet, und sowohl Ellen als auch Lissie fieberten ihrer ersten Veranstaltung entgegen. Doch vorerst mussten die Ferienwochen gemeistert werden. Michaels Freund sollte zu Besuch kommen, wie von langer Hand vorbereitet, und danach stand ein Besuch von Oma an. Das würde eine anstrengende Zeit werden, so viel war jetzt schon sicher. Etwa drei Tage vor Ferienbeginn, als Ellen gerade ihren Chat-Raum verlassen wollte, um das Essen vorzubereiten, poppte eine merkwürdige Frage in einem separaten Fenster auf:

»Hast du noch etwas Zeit für mich? Kannst du mir vielleicht weiterhelfen?«

Ellen war drauf und dran zu tippen, dass die Sprechzeit nun vorüber sei und dass sie andere Dinge tun müsse. Doch irgendwie hatte Ellen fühlen können, dass da jemand ziemlich dringend Hilfe zu benötigen schien. Der weitere Satz des Unbekanten wurde deutlicher:

»Ich brauche deinen Rat! Bitte!«

»O.K.! Ich gebe dir 10 Minuten. Dann muss ich aber wirklich für heute aufhören. Nun, wie kann ich dir denn helfen?«

»In den Sommerferien werde ich bei einer mir fremden Familie wohnen … und da weiß ich nicht, ob ich denen von meinem kleinen Problem – na ja, eigentlich sind es gleich zwei – erzählen soll, oder besser nicht.«

»Wie alt bist du denn, und bist du FoM?«

»Ich bin 13 und ein Junge, und ich wohne im Norden.«

»Woher kennst du denn meine Internetadresse? Du bist ehrlich gesagt der erste Junge, der bei mir Rat sucht.«

»Ich habe von deiner Seite gehört, als ich letzte Woche beim Frisör war. Da haben sich zwei Frauen über deine Seite unterhalten. Du scheinst mir überall bekannt zu sein …«

»Oh, ich wusste gar nicht, dass selbst im Norden des Landes über mich gesprochen wird. Doch kommen wir lieber zu deinem Problem. Was bedrückt dich denn, mein Junge?«

»Muss ich denn was für diese Beratung zahlen?«

»Aber nein! Dich berate ich selbstverständlich kostenlos.«

»Danke! Also dann … mein Problem ist folgendes: Seit ein paar Monaten mache ich manchmal wieder ins Bett, und das ist mir sehr peinlich. Zuhause habe ich nun eine spezielle Auflage für die Matratze … doch wenn ich jetzt woanders schlafe, habe ich große Angst, ich könnte dort ins Bett machen und man würde dann über mich lachen, oder mich gar nicht haben wollen …«

»Wie oft passiert dir denn ein solches Malheur?«

»Etwa alle zwei Wochen ein Mal.«

»Hast du deswegen schon mal mit einem Arzt gesprochen, um herauszufinden, woran das liegt?«

»Nein, mein Vater meint, dass das auch wieder vorübergeht, so wie es auch gekommen ist. Was meinst du dazu?«

»Nun, Bettnässen kann viele Ursachen haben und damit kenne ich mich nicht so gut aus. Hast du denn viel Angst oder trinkst du einfach zu spät noch was? Dein größtes Problem scheint mir aber zu sein, dass du nun Angst hast, bei Fremden zu Gast zu sein, und dass du dort eventuell wieder einnässt …«

»Ja, das wäre mir sehr peinlich. Ich schäme mich dafür.«

»Über die Ursachen kann ich nur spekulieren. Doch ich möchte dir ein paar Tipps mit auf den Weg geben. Zuerst solltest du vermeiden, nach dem Abendessen noch viel zu trinken. Gehe unbedingt vor dem Schlafengehen nochmals aufs Klo. Außerdem kannst du Kürbiskerne knabbern. Die sollen da ganz nützlich sein. Und ist es doch einmal passiert, dann bloß keine Panik. Entweder du nimmst deine spezielle Bettauflage einfach mit, oder du weihst wenigstens ein Mitglied der Familie ein, sodass dir geholfen werden kann, ohne dass es großartig breitgetreten wird.«

»Aber wenn sie über mich lachen werden, was dann?«

»Glaube mir, das werden sie nicht. Du bist nicht der einzige Junge in deinem Alter, der daran leidet. Deine Gastfamilie wird das bestimmt verstehen. Wohin fährst du denn, wenn ich fragen darf?«

»Nach Christchurch, einen Freund besuchen.«

»Na, das wird bestimmt toll werden. Kopf hoch, mein Junge, keiner wird über dich lachen. Genieße deine Ferien!«

»Danke schön! Bist du denn auch in den Ferien online?«

»Ja, da werde ich auch online sein. Wenn dich dann etwas bedrückt, dann komme einfach wieder in meinen Chat, ja?«

»Das werde ich tun, tausend Dank! Bis dann!«

»Ich wünsche dir schöne Ferien. Auf Wiedersehen!«

Nach diesem letzten Chat für den heutigen Tag loggte sich Ellen aus dem Chat und Internet aus, fuhr den PC runter und notierte sich anschließend in ein kleines Heftchen, das sie eigens für ihre Sitzungen angelegt hatte:

»11:42 Uhr. Chat mit ›ChessKid_Auck_13‹. Dieser Junge hat ein Problem mit Inkontinenz. Habe ihm die Angst ein wenig nehmen können. Das schafft der schon …«

Von jedem Gast, der Madame Butterfly aufsuchte, hatte Ellen eine kleine Notiz gemacht, da sie damit eine Art Statistik aufstellen wollte. Insgesamt hatte Ellen bereits über 418 unterschiedliche User und Problemchen notieren können. Ellen wollte daraus eine Top-Ten-Liste erstellen, was die am meisten gestellten Fragen zu welchen Problemen waren. Somit musste Ellen diese nicht jeden Tag aufs Neue beantworten, denn vor Tagen hatte sie bereits eine neue Kategorie auf ihrer Seite eingerichtet – es war das sogenannte »MFAQ« (die am meisten gestellten Fragen!).

In dieser Kategorie listete Ellen die wohl immer wiederkehrenden Fragen und Probleme auf, wobei sie natürlich auf die Privatsphäre der User Rücksicht nahm und sie daher nur ohne Namensnennung veröffentlichte. Oft schon hatte Ellen einige User auf diese Kategorie verweisen können, da es inzwischen ein großartiges Nachschlagewerk ihrer beratenden Tätigkeit war. Zuvor fragte sie allerdings immer die User, ob sie deren

Fragen publik machen durfte. Dabei standen bei den Frauen in erster Linie Partnerschaftsprobleme im Vordergrund, und erst weit abgeschlagen folgten allgemeine Fragen, bis hin zu Haushaltstipps und Kochrezepten …

Die Männer hingegen wollten vor allem wissen, wie sie das Herz einer Frau erobern oder wie sie die (oft) bröckelnde Beziehung retten konnten. Doch Männer verirrten sich bislang nur selten auf die Seite der Madame Butterfly. Und der Junge aus Auckland war nun das erste Kind gewesen, das die Dienste von Madame Butterfly in Anspruch genommen hatte. Da Ellen selbst Mutter von zwei Kindern war, überlegte sie sogar, ihre Dienste dahingehend auszuweiten. Eventuell könnte sie Lissie dafür begeistern, diese Tätigkeit zu übernehmen, da Lissie noch immer nach einer geeigneten Aufgabe suchte. Was lag da also näher …

Adam hatte in der Zwischenzeit nun doch davon erfahren, dass Ellen ihre Vormittage im Chat verbrachte und dadurch viele Menschen kennen lernte. Doch die Madame-Butterfly-Seite war nach wie vor ein wohlgehütetes Geheimnis zwischen Ellen und ihrem Sohn Mark. Auch Michael war ihr nicht auf die Schliche gekommen. Sowohl Adam als auch Michael freuten sich aber, dass Ellen endlich einen Zugang zu Computern hatte und dass sie sogar mit dem Internet umzugehen verstand. Dass sie durch das Chatten mit sehr vielen anonymen Menschen sprach, beunruhigte Adam jedoch nicht im Geringsten. Er konnte sich hundertprozentig sicher sein, dass das kleine Büchlein von Ellen aufmerksam gelesen worden war. Jedenfalls sah er Ellen des Öfteren darin blättern. Nach wie vor hatte Ellen ein paar Schwierigkeiten mit den überaus zahlreichen Abkürzungen, Eigenheiten und Sonderheiten eines Chats gehabt. Doch umso öfter sie chattete, desto besser wurde sie. Beinahe jeden Abend studierte sie ein paar Seiten des Buchs. Auch ihre eigenen Einträge wurden immer häufiger. Der Phantasie der Chat-User waren keine Grenzen gesetzt. Ellen hingegen vermied bei ihren Gesprächen den Gebrauch dieser Besonderheiten, da viele ihrer Gäste damit hoffnungslos überfordert waren. Schon seit Wochen warb sie auf ihrer eigenen Seite für das Büchlein »chatten & surfen – mit Sicherheit ins Netz«, da sie glaubte, viele wussten die einfachsten Dinge rund um das Chatten nicht. Der Autor hatte dies ja seinen Leser nahegelegt, da wollte Ellen nicht außen vor bleiben ;-)

:-)

Der erste Ferientag stand unmittelbar bevor.

Heute.

Schon früh waren Michael und Mark aufgestanden und freuten sich auf den Besuch des Freundes, der in wenigen Stunden am Flughafen ankommen sollte. Die beiden Jungs bastelten an einer Überraschung hinter dem Haus, und Ellen bereitete noch einen Kuchen vor, sodass sich die Jungs nicht auch noch darum kümmern mussten. Zwar wollte Michael am liebsten selbst einen Rührkuchen für seinen Freund backen, da aber der letzte Versuch damit geendet hatte, dass er lediglich ein verkohltes »Etwas« aus dem Ofen holte, übernahm Ellen diese Aufgabe bereitwillig.

Im Garten entstand ein großes Transparent, mit dem sie den Freund willkommen heißen wollten. Mit reichlich Farbe hatten sie auf das Papier geschrieben:

»Herzlich willkommen, Chester! Willkommen zu Hause!«

Schon am Abend zuvor hatte Adam das Bett seines ältesten Sohnes zu einem Etagenbett umgebaut, so dass die Freunde im gleichen Zimmer schlafen konnten. Sie verfügten zwar auch über ein Gästezimmer, doch hielten sie dies nicht für passend, wenn sich Jungs in den Ferien besuchten – da wollte man doch nur noch zusammen sein. Das Gästezimmer war daher auch schon für Omas Besuch vorbereitet worden. Nachdem das Etagenbett aufgestellt war, ließ Michael noch die Sammlung seiner Stofftiere auf gut die Hälfte schrumpfen, da ihm einige dieser munteren Gesellen plötzlich unangenehm waren, wenn sein Freund diese zu Gesicht bekäme. Für die »Untermieter« hatte Michael eigens einen alten Wäschekorb ins Zimmer geholt, in die er alle ungeeigneten Tierchen hatte verschwinden lassen. Lediglich vier seiner heißgeliebten Stofftierchen hatten sich dieser Verbannung und Ausgrenzung erwehren können und wurden liebevoll auf dem Bett drapiert. Das Bücherregal wurde auch noch ausgemistet. Donald Duck und Micky-Mouse-Hefte verschwanden für die Dauer der Ferien in einen Schuhkarton und dicke, spannende Wälzer nahmen stattdessen deren Plätze ein. Michael wollte somit auf jeden Fall vermeiden, dass sein Zimmer zu sehr wie ein Kinderzimmer aussah. So wie das von Mark beispielsweise, der sich nur schwer von Dingen aus seiner Kindheit lossagen konnte. Aber dafür hatte Mark ja auch noch Zeit … Doch Michael war schließlich schon 15 Jahre alt, das verpflichtete irgendwie! Er wollte nichts dem Zufall überlassen. Schnell wurde noch seine neue Taucherausrüstung in der besten Ecke des Zimmers aufgestellt, sodass sie wirklich jedem gleich ins Auge fiel …

»Kommst du, Michael? Wir wollen jetzt losfahren«, rief Ellen die Treppe hinauf, und nur wenig später hüpfte ein überdrehter Michael die Treppen hinunter und schlüpfte in seine herausgeputzten, neuen Turnschuhe.

»Okay! Wir können losfahren!«

Am Flughafen angekommen, rollten Michael und sein Bruder ihr mitgebrachtes Transparent aus und stellten sich in der Empfangshalle günstig auf, sodass Chester seine Freunde auf Anhieb erspähen konnte. Da Chester schon des Öfteren alleine geflogen war, wusste er bereits, was nach der Landung zu tun war. Zuerst eilte er an die riesigen Kofferbänder. Seine beiden roten Koffer hatte er binnen weniger Minuten in Empfang nehmen können. Ihm graute davor, wenn einer seiner Koffer verloren ... doch das war nicht geschehen. Er schob den schweren Trolley durch den Zoll. Hinter der milchigen Schiebetür konnte Chester bereits das große Transparent ausmachen, das ein wenig im Wind flatterte. Chester steuerte mit seinem Gepäck genau darauf zu. Stürmisch wurde er von allen begrüßt und mit Neuigkeiten überladen. Anschließend liefen sie auf den Parkplatz und verstauten das Gepäck und die Taschen im Kofferraum des Autos. Umgehend machten sie sich auf den Weg nach Hause, da Chester im Flugzeug kaum etwas gegessen hatte und sein Bauch lautstark knurrte. Lediglich ein kurzer Stopp im BIG SAFE war notwendig, da ihnen heute Morgen die Milch ausgegangen war und sie nicht bis zum Abend auf den Milchmann warten wollten, der jeden Abend pünktlich seine Runde machte ...

Ein weiteres, viel schöneres Transparent war über die Haustür gespannt und hieß den Freund auf das Herzlichste willkommen. Das rührte Chester so sehr, dass er Michael in die Arme nahm und liebevoll an sich drückte. Ohne jedoch viele Worte verloren zu haben, liefen Chester und Michael in das Zimmer, das sie sich fortan für die nächsten Wochen teilen sollten.

»Willst du oben oder unten liegen?«, fragte Michael und hoffte darauf, dass Chester sich für das untere Bett entscheiden würde. Tatsächlich! Chester wollte nur allzu gern unten liegen und legte einen seiner Koffer auf die Matratze.

»Ach, lass! Auspacken kannst du auch noch später«, meinte Ellen, die noch ein paar frische Bettsachen und Handtücher ins Zimmer brachte. »Kannst du dein Bett alleine beziehen, oder brauchst du später Hilfe dabei?«

»Das kann ich selbst!«, antwortete Chester und holte sein Lieblingsstofftier aus dem Handgepäck, das er zugleich auch noch auf das Bett stellte. »Wo ist denn deine riesige Sammlung an Stofftierchen abgeblieben? Ich dachte immer, du hättest unzählige ...«

»Na ja, ehrlich gesagt ... habe ich diese in den Urlaub geschickt«, meinte Michael etwas verlegen und setzte sich recht demonstrativ auf den Wäschekorb.

»In den Urlaub geschickt? Wie das?«

»Aber ja, die brauchten auch mal ein wenig Urlaub von mir.«

Die Jungs grinsten.

Ellen forderte sie auf, in etwa 10 Minuten nach unten zu kommen. Dann wäre das Essen so weit. Sie verließ Michaels Zimmer und ging in die Küche. Da Chester noch immer nicht so recht verstehen wollte, wie man seine Stofftiere in den Urlaub schicken konnte, zögerte Michael auch nicht länger, sein Geheimnis preiszugeben. Nun, das hatte er wahrlich nicht allzu lang für sich behalten können. Mit beiden Händen nahm er den Wäschekorb auf, schleuderte den Deckel in die nächstbeste Ecke und ließ alle seine wohlgehüteten Schätze auf Chesters Kopf prasseln. Dieser wurde beinahe begraben von dieser Invasion aus Plüschbärchen und verschlissenen Kindheitserinnerungen. Lediglich Chesters Kopf, und Teile seiner Beine, schauten aus diesem Hügel heraus, und Michael fühlte sich geradezu herausgefordert, auch unter diesen Hügel zu kriechen, um seinen Freund erst einmal so richtig durchzukitzeln. Sein Freund lag regungslos auf dem Fußboden und genoss die Kitzelattacke sehr. Doch als Michael drohte, auch Chesters Füße kitzeln zu wollen, ergriff der Junge die Gelegenheit und legte Michael aufs Kreuz. Sekundenlang saß Chester auf Michaels Unterleib, der aus Rache einige seiner Stofftierchen küssen musste, um der weiteren Folter zu entgehen ...

»Kommt ihr bitte, das Essen steht auf dem Tisch«, schallte es plötzlich die Treppen hinauf und unterbrach die Rauferei. Mit lautem Getrampel kamen sie in das Esszimmer, wo es bereits herrlich nach Wedgies roch. Mark war bereits damit beschäftigt gewesen, seinen Teller zu füllen, auch wenn Ellen das gar nicht so gerne sah. Schließlich hatten sie einen Gast, den sie bevorzugt behandeln wollten. Schnell waren die übrigen Wedgies auf die Teller verteilt.

Chester und Michael setzten sich an den Tisch und kicherten. Sie warfen einander verstohlene Blicke zu, und Ellen wunderte sich ein wenig über deren Albernheit. So ausgelassen hatte sie Michael selten gesehen. Doch, was soll's! Es sind ja noch Kinder, dachte sie. Nachdem das übrige Essen unter ihnen verteilt war, legte sich auch rasch das Gekichere wieder, da insbesondere Chester einen großen Heißhunger verspürte.

»Nun, Chester, wie geht es denn deinem Vater? Wird er auch dieses Mal wieder nach Europa fliegen, während du bei uns bist?«

»Meinem Vater geht es gut. Danke der Nachfrage! In diesem Jahr fliegt er für ganze zwei Wochen nach Paris ... und wird dann zurückkommen, wenn ich abreise ... Er wird sich dort mit Geschäftspartnern treffen.«

»Oh, wie schön! Paris ist wirklich eine sehr schöne Stadt ...«

»Na ja, ich bin lieber bei Michael und euch. Danke, dass ich solange bei euch bleiben darf. Das werden bestimmt drei ganz großartige Wochen werden!«

»Na, das will ich aber meinen! Michael hat sich extra noch neue Flossen und eine

Taucherbrille gekauft. Du kannst es bestimmt kaum noch erwarten, mit Michael und Adam tauchen zu gehen ...«

»Oh ja! Allerdings! Darauf freue ich mich am meisten«, erwiderte Chester und quetschte noch reichlich Ketchup auf seinen Teller.

»Paps hat sich fest vorgenommen, dass er an den Wochenenden nicht arbeitet. Somit können wir dann jedes Wochenende tauchen gehen. Ist das nicht toll?«

»Das ist genial!«, jubelte Chester und hielt sich seine Nase zu. Mit der anderen Hand machte er eine tänzelnde Bewegung nach oben und deutet damit das Schnorcheln an. Mark und Michael imitierten diese Bewegungen und sangen im Chor:

»Blubb, blubb! Blubb, blubb!«

»Auch Mark wird euch dieses Jahr begleiten können«, lachte Ellen, »er hat endlich seine Angst vor dem tiefen Wasser verloren. In unserem Pool hatte er die ganzen letzten Wochen geübt und ist nun sicher genug.«

»Das ist ja großartig! Meinen Glückwunsch, Mark!«, jubelte Chester erneut und klatschte in seine Hände.

»Das wird ein perfekter Sommer werden!«

Nach dem ganzen Getöse am Esszimmertisch räumten Mark und Michael den Tisch ab, und Chester wollte diese Zeit nutzen, um sein Bett zu beziehen, seine Koffer auszupacken und ... ja und ...

»Geh nur hoch. Wenn du Hilfe brauchst, dann rufe mich einfach. Die Jungs werden mir noch beim Abwasch helfen«, sagte Ellen und ließ das Spülwasser in das Becken einlaufen.

»Okay! Bis gleich!«, antwortete Chester und machte sich unverzüglich auf den Weg ins Zimmer. Er wollte niemanden dabeihaben, wenn er das Bett beziehen würde. Aus welchem Grund auch immer.

Gerade als er das Kissen in den Bezug stopfte und mit dem Laken und der Bettdecke schon so gut wie fertig war, kam Michael ins Zimmer gestürmt. Chester erschrak. Wollte er damit doch fertig sein, bevor ein anderer ins Zimmer käme. Hastig stellte Chester seinen Koffer wieder auf das Bett, sodass es Michael unmöglich war, sich darauf setzen zu können.

»Wohin soll ich denn meine Sachen räumen?«, fragte Chester mit leicht vibrierender Stimme und hielt einen ersten Stapel T-Shirts zwischen den Händen fest.

»Hier im Schrank habe ich dir extra Platz gemacht«, erwiderte Michael und nahm die T-Shirts entgegen. Ein zweiter Stapel folgte zugleich. Danach kamen die Hosen und

Pullover dran. Der geleerte Koffer verschwand unter dem Bett und der zweite wurde mit ordentlich Schmackes auf die Matratze gehievt. In diesem Koffer waren sowohl die Taucherausrüstung als auch Chesters Unterwäsche und Socken verstaut. Außer den Taucherutensilien beließ Chester den gesamten Rest im Koffer verpackt und schob auch diesen anschließend unter das Bett.

»Wollen wir tauchen gehen?«, wollte Chester wissen und zögerte auch keine weitere Sekunde, sich aus seinem verschwitzten T-Shirt zu pellen.

»Aber Paps ist doch noch gar nicht zu Hause«, gab Michael zu bedenken, zog sich allerdings instinktiv auch sein T-Shirt aus – als wäre es erforderlich – eine Art Reflex!

»Ich meine ja auch nicht tauchen im Meer. Lass uns im Pool tauchen. Hast du dazu Lust?«

»Na logisch! Wer zuletzt im Wasser ist, der hat verloren.«

In einem rasanten Tempo zogen sich die beiden aus, bis sie splitternackt im Zimmer standen. Nur flüchtig schauten sie einander an und grinsten. Just in diesem Moment kam Mark ins Zimmer und staunte nicht schlecht über die beiden Nackedeis …

»Was habt ihr denn vor?«

»Tauchen!«

»Tauchen?«

Es dauerte keine fünf Sekunden, da stand auch schon Mark ohne Kleidung im Zimmer und suchte im großen Kleiderschrank nach seiner Taucherausrüstung. Er musste sich beeilen, wenn er mit den Großen mithalten wollte, denn Michael schlüpfte bereits in seinen Suite, und Chester ebenso.

Es klopfte an der Zimmertür.

Die Jungs schauten nur kurz auf und zogen sich hastig weiter an. Ellen kam herein, da sie sich gewundert hatte, warum im Zimmer so lautstark gelacht worden war. Chester und Michael waren fast schon in ihren Anzügen verschwunden, während Mark noch immer Schwierigkeiten hatte, seinen über die Schenkel zu ziehen. Er zerrte, er zog.

»Nur langsam, Mark!«, rief Ellen ihrem Jüngsten zu, doch dieser wollte nicht als Letzter im Pool sein; auch wenn seine Chancen dafür stetig schrumpften. Ellen half Mark, in den engen Anzug zu kommen. Es war wohl an der Zeit, ihm einen neuen zu kaufen, wenn er im Meer tauchen gehen wollte. Der alte Anzug seines Bruders war ja auch nur dazu gedacht, Mark das Interesse fürs Tauchen schmackhaft zu machen. Schon oft hatte sich Mark diesen übergezogen, um damit überraschend im Pool zu üben. Doch es hatte lange gedauert, bis Adam ihn dazu bringen konnte, erste Meter im offenen Meer zu tauchen. Mark hätte wohl besser nie den Film vom weißen Hai sehen sollen ;-)

Mit den Flossen unter die Arme geklemmt, rannten die Jungs die Treppe hinunter, und trotz ihrer nackten Füße machte dies einen höllischen Lärm, der im ganzen Haus zu hören war. Daran musste sich Ellen wohl oder übel gewöhnen, denn jetzt waren Sommerferien – und diese Zeit gehörte wie gewöhnlich den Kindern. Laut kreischend ließen sich Michael und Chester in den Pool fallen, nachdem sie ihre Flossen übergezogen hatten. Mark zog sich seine Flossen erst auf dem Sprungbrett an und machte dann einen Salto rücklings ins kühle Wasser. Plötzlich war es völlig unwichtig geworden, wer nun als Erster ins Wasser gesprungen war. Das wurde schnell zur Nebensache, da Ellen ein paar Dinge in den Pool warf, nach denen die Jungs tauchen konnten. Das war für alle ein riesen Spaß und eine tolle Übung. An den Beckenrand legte Ellen zudem noch eine Stoppuhr sowie Handtücher. Danach machte sie sich daran, endlich ein paar ruhige Minuten im Chat verbringen zu können. Von den tobenden Jungs hatte sie vorerst Ruhe …

Es war zwar schon später Nachmittag, dennoch brannte Ellen regelrecht darauf, ihre E-Mails abzufragen. Mit Gewissheit wären einige interessante dabei. Als sie sich bei ihrem E-Mail-Account einloggte, stockte ihr anfangs der Atem. In ihrem Posteingang befanden sich über 63 neue E-Mails. Das würde sie den gesamten Nachmittag beschäftigen. Doch das war Ellen egal. Die Kinder waren bestens versorgt und Adam würde erst spät nach Hause kommen. Jetzt war Ellens Seite etwa 14 Tage online gewesen, und sie hatte noch immer nicht glauben können, wie schnell sich das im Internet – und im ganzen Land – herumgesprochen hatte. Längst gehörten Besucher aus allen Teilen des Landes zu ihren Gästen und bereicherten so die vielen tollen Gespräche an den Vormittagen. Neben dem Stammtisch für Frauen sollte dann auch die Beratung für jugendliche User aufgenommen werden. Auf der Startseite machte Ellen … Pardon, Madame Butterfly … bereits Werbung dafür, und die Resonanz darauf war groß. Lissie sollte dann diese Aufgabe übernehmen, da es Ellen zu viel werden würde und spätestens dann auch Adam etwas gegen diese Auswüchse vorzubringen hätte. Die Familie und der Haushalt durften darunter keineswegs leiden …

In einigen der E-Mails wurde Ellen nach freien Terminen für ein Einzelgespräch gefragt. Und inzwischen waren diese auch straff organisiert gewesen. Ganze 10 Minuten wurden mit 10 Dollar berechnet, die selbstverständlich im Voraus zu zahlen waren. Die User konnten diesen Betrag per Kreditkarte online zahlen, und schon konnte es losgehen mit der Beratung. Vielen der User reichte aber auch schon das gemeinsame, öffentliche Gespräch mit Madame Butterfly, und Ellen ließ daher nur noch bis zu 40 User gleichzeitig in ihren Chat-Raum, der sonst zweifelsohne kaum mehr zu überschauen gewesen wäre. In ihrem Chat stellte sie jeden Tag ein neues Topic zur Diskussion, und alle User, die rechtzeitig online waren, hatten dann die Möglichkeit, sich eifrig an den Gesprächen zu beteiligen. Oft war es bereits vorgekommen, dass Ellen selbst nur noch wenig schreiben musste und stattdessen den anderen Dialogen folgen konnte. Sie gab dann lediglich nur noch Denkanstöße und brachte die Gespräche ins Rollen. Somit konnte vielen bereits geholfen werden, da es doch immer wieder die gleichen Probleme gegeben hatte. Wer sich allerdings per E-Mail an sie wandte, hatte zumeist größere Probleme und wollte diese nicht öffentlich besprechen.

Ellen versuchte, stets allen gerecht zu werden. Sie holte ihren Terminplaner hervor und verteilte die 10-Minuten-Blöcke an die anfragenden Gäste. Danach versandte sie per Mail die jeweils entsprechende Zeit sowie das Passwort, um in den passwortgeschützten Bereich zu gelangen. Passte einem User die vergebene Zeit nicht, so hatte dieser 24 Stunden Zeit auf die Mail zu reagieren und eine andere Zeit zu vereinbaren. Geschah dies jedoch nicht, oder der User kam nicht rechtzeitig zum Gespräch, verfiel der Anspruch auf eine persönliche Beratung. Darin war Ellen durch und durch Geschäftsfrau. Allerdings wollte sie bei den Jugendlichen eine Ausnahme machen. Diese sollten den Service erst einmal kostenlos nutzen dürfen. Aber wer wollte, konnte eine Spende machen. Die Zeit und der Aufwand würden dann zeigen, ob dies kostenpflichtig werden würde.

Es dauerte fast eine ganze Stunde, um alle E-Mails zu beantworten, und das Ganze schien ein lohnendes Unternehmen zu werden. Schon jetzt verdiente Ellen bis zu 100 Dollar an einem einzigen Tag. Früher oder später müsste sie dafür ein Gewerbe anmelden … und Steuern zahlen. Doch vorerst genoss Ellen ihre Unabhängigkeit. Bevor sie sich aus dem Internet loggte, warf sie noch einen prüfenden Blick auf ihre Statistiken und Besucherzahlen. Zudem überprüfte sie, ob sich noch ein paar Gäste im Chat aufhielten … und wer alles inzwischen auf ihre Webseite verlinkte. Ellen wusste, dass man solche Links im Auge behalten musste. Manchmal verlinkte jemand ihre Seite, mit deren Inhalten Ellen so rein gar nichts zu tun haben wollte. Sie bestand dann stets auf Löschung des Links. Mark hatte ihr eine Chat-Software installiert, bei der sie sehen konnte, ob und wie viele User bereits im Chat-Raum waren, und das, ohne selbst eingeloggt zu sein. Es waren gerade einmal 7 User dabei, sich über Alltagsproblemchen zu unterhalten. Da wollte Ellen nicht zwingend dabei sein. Außerdem sollten sich ihre Gäste an die Zeiten gewöhnen, in denen sie persönlich online war. Wäre sie allzu oft auch nachmittags im Chat gewesen, die User hätten dann womöglich schnell mal die Zeiten ausdehnen wollen. Doch das kam für Ellen gar nicht in Frage. So ließ sie ihre Gäste munter weiterchatten. Ohnehin könnte sie jederzeit auf das Chat-Protokoll zurückgreifen, auf dem alle Bewegungen und Einträge gespeichert wurden. Denn sie war als Inhaberin und Host für den Inhalt, aber auch deren Sicherheit verantwortlich. Sollte einer der User unangenehm auffallen, so bedeutete dies die Verbannung aus dem Chat! Aber es machte ganz den Anschein, als würde Ellen nur freundliche Menschen auf ihre Seite locken … Hoffentlich würde das auch lange so bleiben!

Nachdem Ellen all ihre Arbeiten erledigt hatte, standen plötzlich drei dunkle Gestalten in der Tür zum Schlafzimmer und Ellen musste lauthals lachen. Das war ein Bild für das Foto-Album! Schnell holte sie ihre Digitalkamera aus der Schublade und schoss ein Bild. Die drei Jungs standen wie die Orgelpfeifen im Türrahmen. Mit ihren Taucherbrillen im Gesicht und den Schnorcheln im Mund. Ihre pitschnassen Füße auf dem Vorleger.

»Na, ihr drei! Habt wohl keine Lust mehr, was?«

»Wir sind völlig aus der Puste«, schnaufte Mark und zog seine Brille vom Gesicht. Dicke und rote Kreise säumten seine Augen. Und wieder ein herrliches Motiv fürs Familienalbum …

Klick! Klick!

»… und Hunger haben wir auch«, keuchte Michael und öffnete den Reißverschluss an seinem Taucheranzug.

»Wir haben doch einen leckeren Kuchen gebacken«, meinte Ellen und blickte auf ihre Armbanduhr, »ein heißer Tee wird euch jetzt bestimmt gut tun … ihr zittert ja wie Espenlaub.«

Wortlos zogen die Taucher ab und verschwanden im Badezimmer. Ellen schaltete den PC aus und lief in die Küche. Sie kochte für alle eine große Kanne Rooibostee mit Zitronengras und schnitt den Kuchen an. Als Erster kam Mark in die Küche gelaufen. Um seine Hüften hatte er sein Badetuch gewickelt; das mit den großen Mäuseköpfen und den Käsestückchen. Seine feuchten Haare schimmerten eigenartig dunkel, und Ellen drückte ihm die Kuchenplatte in die Hände. Dann kamen auch schon die nächsten beiden. Michael nahm die Teller mit in das Esszimmer und Chester die Teetassen und den Kandiszucker. Die Teekanne pfiff und Ellen brühte den Tee auf. Danach lief auch sie, zusammen mit dem Tee und der Sprühsahne, in das Esszimmer und schenkte jedem der Jungs ordentlich Tee in die Tassen.

Michael und sein Freund hatten sich dafür entschieden, sich in ihre flauschigen Bademäntel zu hüllen. Doch auch sie hatten nicht daran gedacht, sich die Haare trocken zu reiben. Da Ellen in solchen Dingen eher pingelig war, zog sie an dem Handtuch, das sich Mark umgebunden hatte, und begann einem nach dem anderen die Haare trocken zu rubbeln. Als die Jungs mit ihren struppeligen Haaren am Tisch saßen, mussten plötzlich alle lachen, und insbesondere Chester kringelte sich regelrecht vor Lachen …

Es vergingen erst unzählige Augenblicke, bevor sich der Gefühlsausbruch legte und Ellen ihrem Sohn Mark das Handtuch zurückgab. Der bemerkte erst jetzt, dass er die ganze Zeit über nackt auf dem Stuhl gesessen hatte, während seine Mutter reihum gegangen war – und verstummte schlagartig. Doch es war keineswegs Mark, worüber die anderen so herzhaft lachten …

Am Abend wurde Adam von den Jungs bereits sehnsüchtig erwartet, da sie ihren ersten gemeinsamen Tauchgang an der Küste vorbereiten wollten. Das kleine Boot war schon seit Tagen zu Wasser gelassen worden und harrte seitdem im Hafen aus – wartend auf die Abenteurer. Als Adam dann endlich um 19:24 Uhr nach Hause gekommen war, gab es nur noch ein Gesprächsthema: Wie weit wollten sie hinausfahren, und wie tief wollten sie tauchen gehen? Schon in den letzten Ferien hatten sie dafür erste Pläne geschmiedet, und diese sollten jetzt auch ausgeführt werden. Die Taucher hatten einstimmig beschlossen, bis hoch nach Kaikura zu fahren. Diese Ort war vor allem bei den Touristen bekannt und beliebt. Dort konnte man mit Delphinen schwimmen, aber auch den ein oder anderen Wal beobachten. Zwar hatte Mark nach wie vor etwas Angst vor diesen riesigen Geschöpfen, aber für alles gab es bekanntlicherweise ein erstes Mal. Schnell stand fest, dass sie gute 300 Meter vor der Küste abtauchen wollten, und sie hofften insgeheim auf eine Begegnung mit Delphinen. Auf den Karten berechnete Adam, wie viel Zeit sie wohl für diese Tour einplanen müssten. Danach stand fest, dass es ein drei bis vier Tage langer Ausflug werden würde.

Die Jungs gingen zusammen mit Adam ins Schlafzimmer, um im Internet noch weitere Karten und vor allem die Wettervorhersage der nächsten Tage einzusehen. Ellen blieb allein im Wohnzimmer und bereitete anschließend das Abendessen vor. Es sollte eine selbstgemachte Pizza mit reichlich Thunfisch und Ananas geben. Nachdem Ellen den Hefeteig angesetzt hatte, schnitt sie die Zwiebeln und Tomaten und öffnete drei Dosen eingelegten Thunfisch. Auf dem Markt hatte sie heute Vormittag bereits zwei frische Ananas gekauft, die mit auf die Pizza sollten. Eine Art »Hawaii-Pizza« war angedacht, wie Ellen eine in einer Frauenzeitschrift gesehen hatte.

Unerwartet stand ihr Chester gegenüber und fragte, ob er helfen könne.

»Gerne sogar … ist auch ganz schön eng mit so vielen Leuten an einem PC zu sitzen, nicht wahr?«

»Oh ja … doch ich helfe auch sehr gerne in der Küche. Zu Hause mache ich das fast jeden Tag …«

»Da freut sich dein Vater bestimmt!«

»Nicht nur der!«

»Nun, meine beiden muss ich immer erst darum bitten. Die würden nie von alleine darauf kommen, mir in der Küche zu helfen.«

»Ich helfe dir gern. Ich freue mich ja so sehr, in den Ferien bei euch sein zu können.«

»Am besten schälst du schon mal die beiden Ananas. Weißt du, wie das geht?«

»Sicher weiß ich das. Wo hast du denn deine Messer?«

»Die stehen dort drüben … im Messerblock. Sei aber vorsichtig! Die Messer sind ziemlich scharf!«

»Werde schon aufpassen …«

»Gut so! Wir wollen dich doch möglichst wieder an einem Stück nach Hause schicken«, lachte Ellen und zeigte Chester, wie groß sie gerne die Stücke haben wollte. »Du kannst die Stücke dann auch gleich aufs Blech geben … nach den Zwiebeln und dem Thunfisch …«

»Mein Vater würde sich gar nicht erst die Mühe machen, eine Pizza selbst zu backen. Er würde einfach eine aus dem Tiefkühler holen, oder welche bringen lassen.«

»Nun, das habe ich vor Monaten auch noch so getan. Aber seitdem wir mal über eine Stunde auf eine Bestellung warten mussten, die obendrein auch noch völlig verbrannt war, mache ich Pizza doch lieber wieder selbst. So weiß ich außerdem, was drauf ist.«

»Du, Ellen …«

»Ja, was gibt's denn, Chester?«

»Kann ich dich mal was fragen?«

»Aber natürlich, nur zu!«

»Da gibt es solch ein Angebot im Internet, das kostenpflichtig ist, und ich habe keine Kreditkarte. Wie soll ich meinem Vater klarmachen, wozu ich seine Kreditkartendaten benötige?«

»Willst du dir denn was bestellen?«

»Na ja, so was Ähnliches.«

»Dein Vater darf nicht wissen, was es ist, oder?«

»Genau! Denn es ist keine Ware, sondern eher eine Dienstleistung …«

»Aber doch nicht etwa so 'n Schmuddelkram?«

»Nein! Es ist für eine … na ja, für eine Beratung …«

Ellen schmunzelte. Sie stand doch tatsächlich einem ihrer Kunden gegenüber, ohne dass dieser auch nur im Entferntesten wusste, dass Ellen vielleicht dahinterstecken könnte.

Etwas verlegen suchte Chester nach den richtigen Worten: »Nun, ich brauche da unbedingt noch mal einen Rat. Und da gibt's jemanden im Netz, der mir diesen geben könnte.«

»Aber kann dir in diesem Fall nicht dein Vater weiterhelfen? Hast du denn keinen guten Draht zu deinem Vater?«

»Eigentlich schon, aber nicht in solchen Dingen ...«

»Wenn's dir recht ist, kann ich dir doch vielleicht eine Antwort auf deine Frage geben«, meinte Ellen und schaute Chester tief in seine funkelnden Augen.

»Das würdest du tun?«

»Aber ja!«

Und Ellen und Chester verzogen sich auf die Veranda des Hauses, tranken einen kühlen Eistee und sprachen über Chesters Probleme ...

Jetzt seid ihr gefragt! Wie könnte diese Geschichte weitergehen? Was wird noch mit Ellens Seite geschehen? Wie werden die drei Wochen für die Jungs verlaufen? Wird Adam jemals erfahren, dass Ellen eine gefragte Person im Netz ist, die vielen Menschen helfen kann, auch wenn die Probleme noch so haarsträubend sind?

Deine Meinung ist gefragt!

Natürlich hoffe ich sehr, dass dir mein Buch weiterhelfen konnte und dass du all deine Fragen bezüglich eines Chats im Internet beantwortet bekommen hast. Da sich aber das Internet rasant weiterentwickelt, bitte ich dich, mir zu schreiben, wenn du etwas in diesem Buch vermisst hast, oder wenn du Anregungen für zusätzliche Kapitel hast, die noch tiefer ins Wissen eintauchen …

Ab sofort soll »chatten & surfen« einmal jährlich aktualisiert und immer im März eines Jahres veröffentlicht werden. Dazu kannst du mir deine Vorschläge, Wünsche und Anregungen senden. Oder vielleicht hast du auch schon mal was Tolles im Chat erlebt, das du gerne als CHAT-Geschichte veröffentlichen würdest. Für ein paralleles Buchprojekt suche ich CHAT-Geschichten aller Art. Sie sollen dann als gemeinschaftliches Buch im März 2008 veröffentlicht werden.

Zudem kannst du mir aber auch dein Lob oder deine Kritik senden, und zwar an:
mag24@web.de

Viel Spaß beim Chatten, euer Markus!

Dieses Buch ist meinen Freunden gewidmet,
ohne die dieses Buch nie entstanden wäre.
Vielen Dank für all die tollen Tipps, Ratschläge,
Informationen und den Zuspruch!